DU

DÉCIDUOME MALIN

PAR

Le Dr Jules MÉTOZ

ANCIEN EXTERNE DES HOPITAUX DE PARIS
ET DE LA CLINIQUE D'ACCOUCHEMENT DE LARIBOISIÈRE

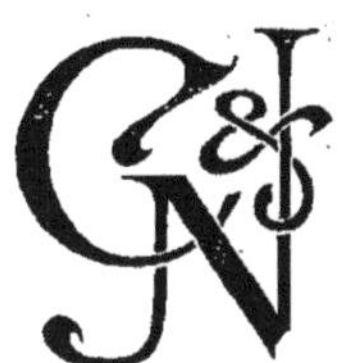

PARIS

GEORGES CARRÉ ET C. NAUD, ÉDITEURS

3, RUE RACINE, 3

1900

DU
DÉCIDUOME MALIN

PAR

Le Dʳ Jules MÉTOZ

ANCIEN EXTERNE DES HOPITAUX DE PARIS
ET DE LA CLINIQUE D'ACCOUCHEMENT DE LARIBOISIÈRE

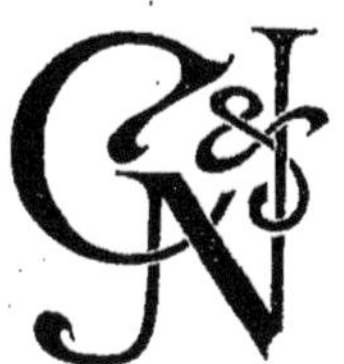

PARIS

GEORGES CARRÉ ET C. NAUD, ÉDITEURS

3, RUE RACINE, 3

—

1900

A MON PÈRE
LE DOCTEUR MÉTOZ

A MA MÈRE

A MA TANTE
MADEMOISELLE MÉTOZ

A MON FRÈRE

A MES PARENTS

A MES AMIS

A MES EXCELLENTS MAITRES

M. QUÉNU
CHIRURGIEN DE L'HOPITAL COCHIN
PROFESSEUR AGRÉGÉ

M. BONNAIRE
MÉDECIN ACCOUCHEUR DE L'HOPITAL LARIBOISIÈRE
PROFESSEUR AGRÉGÉ

M. LETULLE
MÉDECIN DE L'HOPITAL BOUCICAUT
PROFESSEUR AGRÉGÉ

A MON PRÉSIDENT DE THÈSE

M. LE PROFESSEUR BUDIN
MEMBRE DE L'ACADÉMIE DE MÉDECINE
CHEVALIER DE LA LÉGION D'HONNEUR

AVANT-PROPOS

Lorsqu'on est arrivé au terme de ses études, on se fait un devoir de jeter ses regards un instant en arrière et de dire un dernier adieu à ses très distingués maîtres.

Issu d'une nombreuse famille de médecins, nous saluons la mémoire de ceux qui nous ont précédé dans la carrière médicale et qui ne sont plus.

Notre première reconnaissance sera pour notre père le Dr Métoz, qui nous a déterminé dans le choix de notre carrière, et aidé de ses excellents conseils durant nos études.

Nous nous ferions un reproche d'oublier nos premiers maîtres de l'École de Besançon : MM. Saillard, Gauderon, Bruchon, Heitz... C'est auprès d'eux que nous avons commencé à entrevoir les dures étapes que l'on doit parcourir pour devenir un parfait clinicien : nous en garderons un bien précieux souvenir.

Nous sommes encore plus redevable à nos maîtres dans les Hôpitaux de Paris : nous avons rencontré tout d'abord MM. Quénu, Faisans, Walther, qui ont su rendre moins hésitants nos premiers pas : mais c'est surtout à MM. Caussade, Béclère, Florand, Monod, Arrou, dont nous avons été tour à tour l'externe, que nous sommes reconnaissant des principes acquis à leur enseignement.

A leur école nous nous sommes rendu compte des difficultés que l'on éprouve avant d'arriver à établir un diagnostic sûr et une thérapeutique appropriée.

Que notre maître, M. BONNAIRE, qui a bien voulu nous accepter comme externe dans sa clinique de Lariboisière, nous initier à la pratique si délicate des accouchements et faciliter notre tâche dans le choix de notre sujet de thèse, reçoive l'expression de notre reconnaissance.

M. LETULLE a eu la grande amabilité de nous recevoir dans son laboratoire, et nous seconder puissamment dans l'étude histologique de notre sujet de thèse, nous lui en conserverons toujours une très vive gratitude.

M. DESGREZ nous a toujours témoigné sa plus grande sollicitude, qu'il veuille bien croire à notre profond attachement.

M. le Pr BUDIN a bien voulu accepter la présidence de notre thèse, nous lui en sommes tout particulièrement honoré.

CHAPITRE I

HISTORIQUE ET INTRODUCTION

S'il est une variété de tumeur qui ait donné lieu à de nombreuses hypothèses au sujet de sa pathogénie et de sa texture histologique, c'est bien celle que nous nous proposons d'étudier dans notre thèse.

On l'a tour à tour dénommée : déciduome malin (Sanger, Nové-Josserand, Lacroix), sarcome des villosités choriales (Gottschalk, Hartmann et Toupet), carcinome des villosités choriales (Frankel), sarcome déciduo-chorio-cellulaire (Schmorl et Koetnitz), chorio-épithélioma (Marchand), épithélioma ecto-placentaire (Durante). Dernièrement Eiermann vient de l'étudier sous le nom de épithélioma ecto-dermo-syncytial.

La première observation date de 1878 : elle est due à Mayer (*Virchow's archives*, LXVII), mais l'auteur qui s'est occupé le premier de la question est Sanger. Celui-ci à la Société obstétricale de Leipsig en 1888, et en 1889 (*Centralblat für Gynekologie...*), a nettement séparé cette tumeur des autres affections malignes et déciduales de l'utérus : il crut reconnaître que le point de départ se trouvait dans les cellules déciduales, il la rattacha au groupe des sarcomes, et lui donna le nom de déciduome malin.

Aussitôt après lui viennent de nombreuses publications et observations. Dans l'étude clinique et micrographique de la tumeur, on peut distinguer deux grandes périodes : c'est l'année 1896 qui sert de transition.

Dans la première on rencontre par ordre de date l'observation de Mayer, celle de Pfeiffer, et surtout la publication de Gottschalk, celui-ci veut substituer le nom de sarcome des villosités choriales à celui de déciduome malin. Après ceux-ci nous retrouvons les nombreuses observations de Koetnitz, Klein, Menge, Birsch-Hirschfeld, Chiari.

En France, ce n'est qu'en 1894 qu'apparaît le premier travail original, celui de Nové-Josserand (*Annales de Gynécologie,* 1894). Paviot publie une observation personnelle quelque temps après : puis Jeannel, au Congrès chirurgical de Lyon. L'année suivante, Hartmann et Toupet publient leur observation et au point de vue anatomo-pathologique proposent de substituer le nom de sarcome ovulaire à celui de déciduome malin. Beach sous leur inspiration fait une thèse résumant l'état actuel de la science au sujet de la question. L'année 1895 se termine à l'étranger par les observations de Frankel, Bacon, Marchand, Kuppenheim, Whitridge, Williams, Schanta, Neumann, Taunen, qui viennent enrichir la science de données nouvelles.

Mais l'année 1896 marque une transition dans les connaissances anatomo-pathologiques de la question. Tandis que Cazin, Monod, Macaigne, en France, Tannen, Bacon, Rosinelli, Neumann, à l'étranger, restent partisans de la théorie du sarcome, Marchand, en Allemagne (*Zeitschrifft für Gynekologie,* 1897), combat l'origine déciduale de la tumeur, démontre que la nature du déciduome est nettement épithéliale. Depuis la retentissante publication de Marchand de nombreuses observations furent publiées à l'étranger : celles de Rosinelli, Pestalloza, Macaggi, Williams, Rudge, à la suite desquelles ces auteurs reviennent à la théorie de Marchand ; il en est de même en France et à cette époque paraissent les travaux de Durante, Segall et Bellin.

L'idée de ce travail nous a été inspirée par M. le P^r agrégé Bonnaire, près de qui nous terminons notre dernière année d'externat : notre maître, ayant observé quelques mois avant notre entrée dans son service, un cas très intéressant de déciduome malin, nous conseilla de traiter ce sujet dans notre thèse. Notre but dans ce travail n'est pas d'ajouter une théorie nouvelle à toutes celles qui ont déjà été émises au sujet de cette tumeur : nous voulons faire une étude d'ensemble sur la question et montrer quels sont encore à l'heure actuelle les points les plus controversés.

Les coupes que nous reproduisons ont été faites dans le laboratoire de M. le P^r agrégé Letulle ; lui-même a bien voulu nous guider dans l'étude histologique du déciduome malin. Ces coupes ont été dessinées par M. Karmansky.

Nous diviserons notre travail en deux parties :

Dans la première, après avoir fait l'historique de la question, nous étudierons l'histologie et la pathogénie du déciduome ;

La seconde partie contiendra trois chapitres : l'étude clinique, le diagnostic et le traitement.

CHAPITRE II

HISTOLOGIE

Au centre de la préparation (fig. 1), se montre un gros axe conjonctivo-vasculaire, composé de tissu muqueux et contenant dans son épaisseur la coupe transversale de trois veinules et d'une artériole. La surface est recouverte par une couche irrégulière de cellules syncytiales.

A droite de la préparation, on rencontre des villosités diversement sectionnées, les unes perpendiculairement à leur axe, les autres obliquement, montrant à leur surface une couche syncytiale d'épaisseur variable.

Le tissu conjonctif muqueux, qui constitue l'axe de ces villosités, est relativement dense, riche en éléments cellulaires, et présente souvent le passage d'axes vasculaires.

Au centre de la préparation (fig. 2), on reconnaît la colonne de tissu muqueux, coupé en travers, caractérisé par des cellules volumineuses, rares, vésiculeuses pour un certain nombre d'entre elles, séparées par de vastes espaces formés d'un tissu muqueux analogue à la gélatine de Warthon.

A la surface de cette masse de tissu muqueux, sont

insérées sur plusieurs couches de nombreuses cellules polymorphes, à protoplasma clair, à noyaux volumineux irrégulièrement placés et dont un certain nombre sont en voie de division.

A un plus fort grossissement, on peut reconnaître

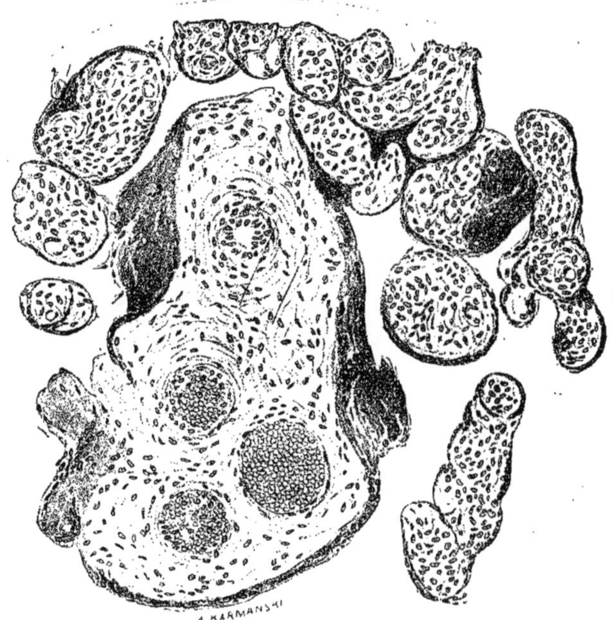

Fig. 1. — Placenta à terme. Coupe transversale de plusieurs villosités.
Grossissement 170/1.

qu'un grand nombre de ces cellules contiennent des noyaux multiples, et il est même facile d'apercevoir sur la figure, à gauche et en bas, quelques gros placards protoplasmiques gigantesques, gorgés de noyaux vivement colorés.

Au haut de la préparation, au-dessus de la villosité mucoïde en question, apparaît une large surface de tissu composé de substance riche en éléments irrégulièrement semés au milieu de cavités vacuolaires, gorgés de

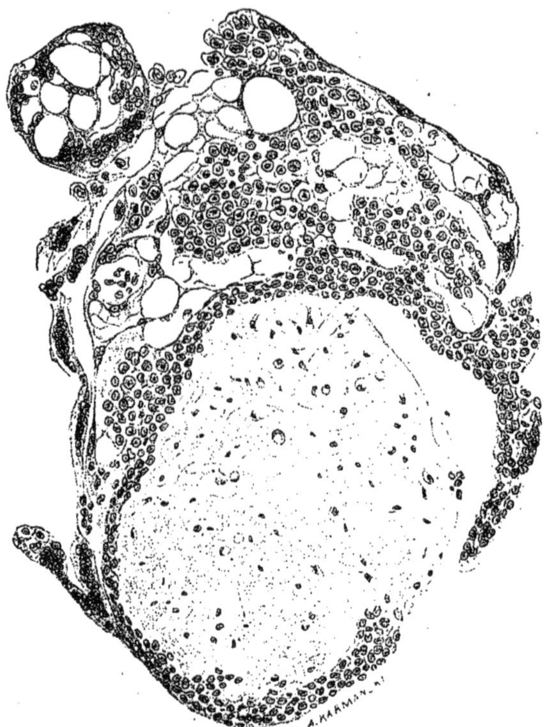

Fig. 2. — Môle hydatiforme. Coupe transversale d'une villosité. Grossissement 170/1.

substance muqueuse. Les prolongements végétants richement nucléés, constatés sur la partie gauche de la figure, indiquent une vitalité exubérante de la masse tumorale.

Au centre de la préparation (fig. 3) la surface claire est irrégulièrement triangulaire et constituée par un tissu muqueux assez dense, plus riche en cellules conjonctives

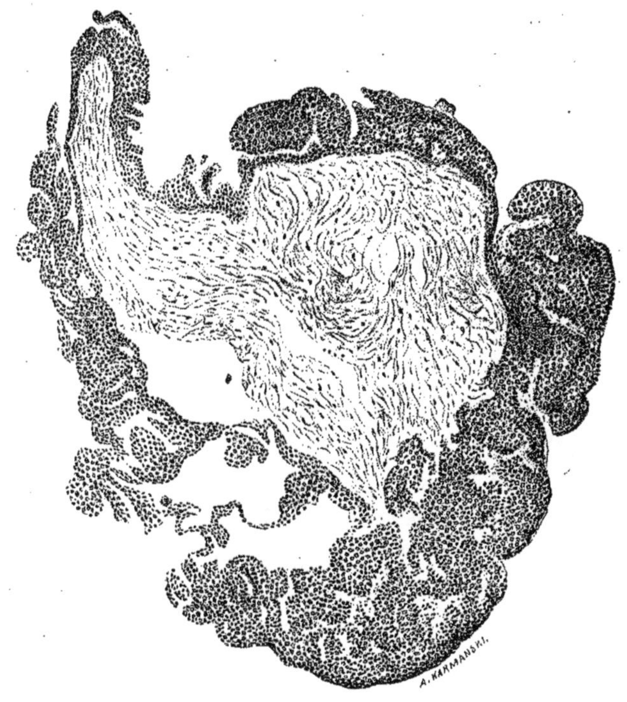

Fig. 3. — Môle hydatiforme en voie de transformation en voisinage d'un déciduome malin (Obs. I de M. Bonnaire). Coupe transversale d'un axe conjonctif muqueux d'une môle adjacente à la tumeur néoplasique. Grossissement 65/1.

et contenant quelques lâches cavités vasculaires en partie arrachées.

A la surface de cet axe conjonctivo-muqueux se sont développés de nombreux bourgeonnements cellulaires

(cellules syncytiales) en même temps qu'elles entraî-
naient avec elles quelques minces axes conjonctifs. La
plupart de ces cellules sont volumineuses, pourvues de
gros noyaux irréguliers, souvent vésiculeux, en prolifération pour un grand nombre.

A la partie supérieure de la préparation, dans la
grande dépression située à gauche, on reconnaît une
masse protoplasmique pédiculée, gorgée de noyaux,
absolument identique aux amas protoplasmiques également pédiculés, polypiformes, décrits à la surface de la
môle hydatiforme (fig. 2).

Cette richesse hyperplasique des éléments cellulaires
syncytiaux à la surface de la môle a d'autant plus d'inté-
rêt que la tumeur néoplasique se trouve dans le voisinage
presque immédiat de la môle.

Dans le voisinage de la figure on voit sur la coupe un
grand nombre de points où l'évolution muqueuse des
axes de la môle est très apparente.

Au haut de la préparation (fig. 4), on voit la surface
interne de l'utérus, tapissée par une couche irrégulière
de cellules polygonales, en partie arrachées par suite
de la technique.

Immédiatement au-dessous, commence le tissu musculaire utérin, dont les mailles interstitielles sont, en
grand nombre, dissociées par les îlots de cellules cancéreuses, volumineuses, polymorphes, et par un certain
nombre d'entre elles vacuolaires.

Au centre de la préparation, dans une fente très
large, irrégulièrement remplie de cellules néoplasiques,
apparaît un certain nombre de grandes cellules géantes,

polymorphes, bourrées de noyaux et constituées par un protoplasma homogène, d'une densité peu considérable.

En parcourant les différents îlots infiltrés de la sorte

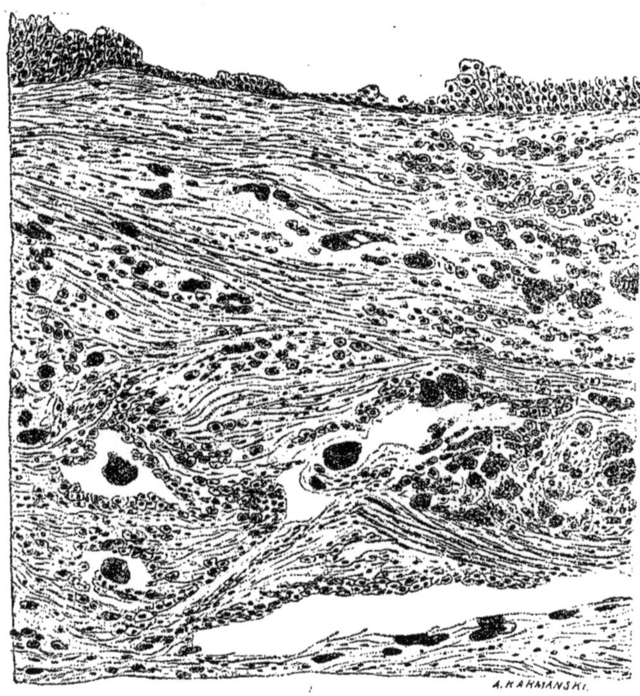

FIG. 4. — Déciduome malin (Obs. de M. le Dʳ BONNAIRE). Coupe de la paroi utérine au niveau de l'insertion de la tumuer. Grossissement 80/1.

entre les couches musculaires, il est facile de reconnaître, à droite comme à gauche, un certain nombre de cellules géantes, également polynucléaires et multiformes.

Les faisceaux musculaires sont simplement dissociés sans altération microscopique notable.

A la partie inférieure de la préparation (fig. 5), on

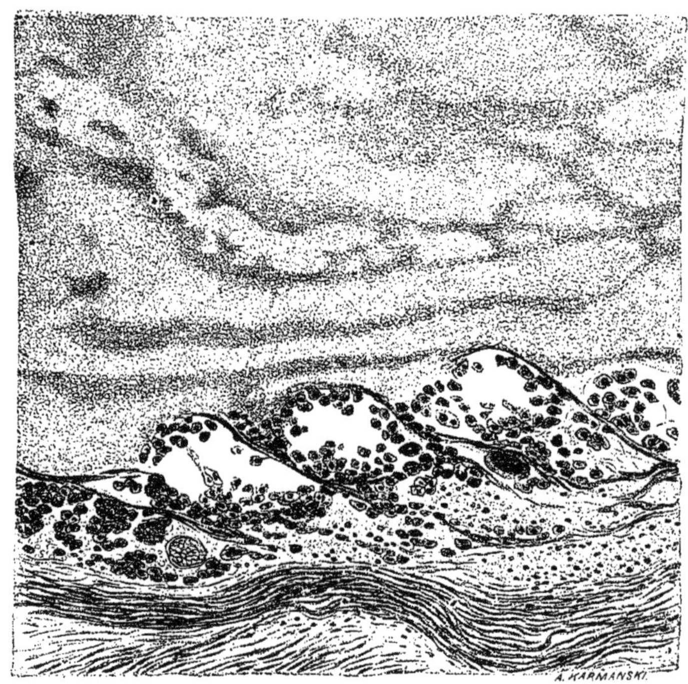

Fig. 5. — Déciduome malin (Obs. I de M. Bonnaire). Coupe transversale d'une portion d'une veine intra-utérine. Grossissement 80/1.

voit la limite interne de la paroi vasculaire (fibres musculaires lisses et faisceaux conjonctifs).

Les deux tiers supérieurs de la préparation sont occupés par les caillots de la veine thrombosée.

Entre le caillot et la paroi de la veine se trouvent de grandes cavités alvéolaires, limitées par des cloisonnements conjonctifs, à l'intérieur desquelles se trouvent accumulées de nombreuses cellules cancéreuses, identiques à celles décrites à la surface de la cavité utérine (fig. 4). De ces cellules, les unes contiennent un gros noyau vésiculeux, les autres contiennent plusieurs noyaux, formant de véritables cellules géantes à protoplasma clair et réfringent.

A la partie gauche de cette région néoplasique, apparaît la coupe transversale d'un vaisseau sanguin rempli de globules rouges. Ce détail permet d'affirmer que les lésions cancéreuses intra vasculaires sont déjà anciennes, une végétation conjonctivo-vasculaire s'étant produite à l'intérieur même de la cavité faite par l'enveloppe endothéliale de la veine.

Anatomie pathologique du déciduome malin.

Dans notre étude histologique nous avons tenu à produire différentes coupes d'organes placentaires normaux et anormaux avant d'arriver à l'examen des coupes de notre cas de déciduome.

Nous n'en dirons que quelques mots. Dans la première, coupe d'un placenta à terme : la couche des cellules de Langhans a complètement disparu ; cette couche cellulaire n'existant que dans les 5 ou 6 premiers mois de la grossesse. Cette figure représente des villosités placentaires à la surface desquelles se trouve inégalement réparti un revêtement cellulaire, présentant en de certains endroits des îlots, des amas de cellules très serrées, et à noyaux nombreux : ces cellules forment le syncytium.

La seconde figure nous montre la coupe d'une môle hydatiforme : on remarque la villosité du centre de la préparation très distendue, formée de tissu muqueux et contenant de grosses cellules étoilées, souvent vésiculeuses. A la périphérie existent plusieurs rangées de cellules : les couches les plus externes sont formées de cellules à noyaux nombreux, souvent en voie de division : c'est le syncytium. En dedans de cette couche on remarque différentes rangées de cellules polymorphes, arrondies pour un grand nombre d'entre elles, à protoplasma clair, tendant à soulever les couches syncytiales, à les faire éclater : ce sont les cellules de la couche de Langhans devenues volumineuses, en voie de prolifération.

Nous arrivons enfin à l'interprétation des coupes de la masse tumorale de notre observation. Dans cette observation il s'agit d'une môle qui avant d'être expulsée avait déjà donné lieu à un déciduome.

Au centre de la troisième figure on remarque une portion de môle en voie de transformation. Sur toute sa surface existent de volumineux placards de cellules volumineuses et serrées, à gros noyaux irréguliers et pour la plupart en prolifération : c'est le syncytium épaissi, proliféré.

Il constitue une bordure compacte qui entoure les végétations de la couche de Langhans. Des bords de cet épais revêtement partent des prolongements qui agissent comme de véritables pointes d'accroissement : car ces prolongements vont se séparer de la masse qui leur a donné naissance, tantôt ils végèteront sur place, tantôt occasionneront des embolies néoplasiques en perforant les vaisseaux.

C'est ce qu'expliquent les figures suivantes. En effet, la figure 4 représente le muscle utérin envahi par ces cellules néoplasiques. La surface intra-utérine est bordée de ces nombreuses cellules qui se destinent à l'envahir. Dans son épaisseur on retrouve ces mêmes éléments syncytiaux : séparés en certains endroits, agissant indépendamment, groupés en d'autres sous forme de cellules énormes et bourrées d'une infinité de noyaux.

La figure 5 nous explique le second mode d'envahissement de ces cellules néoplasiques. Nous voyons une veine envahie par ces cellules : sa cavité est remplie de foyers hémorragiques, tandis que le long de sa paroi se trouvent des cavités, à l'intérieur desquelles sont accumulées de nombreuses cellules cancéreuses correspondant au type de cellule décrit plus haut, c'est-à-dire des cellules énormes, bourrées de noyaux en voie de fragmentation.

Le déciduome se compose essentiellement de deux ordres de cellules, comme nous venons de le voir d'après nos coupes. De ces cellules les unes, les moins nombreuses, sont arrondies, ovoïdes, avec une membrane d'enveloppe très nette, lorsqu'elles sont isolées, elles deviennent polygonales par pression directe lorsqu'elles se trouvent en îlots: leur protoplasma est clair, transparent, le noyau le plus souvent unique est arrondi, rarement divisé, quelquefois vésiculeux : ces cellules proviendraient de la couche de Langhans au dire des auteurs.

Les secondes sont de beaucoup les plus constantes, elles forment l'élément caractéristique de la tumeur : ce sont les cellules syncytiales. Elles sont très variables dans leurs dimensions et leurs formes. Elles se présentent tantôt isolées dans les interstices musculaires, tantôt groupées sous forme d'îlots compacts et forment des amas de cellules géantes. Ces cellules ont des noyaux disséminés sans ordre dans leur cavité ; ces noyaux sont souvent ovalaires, quelquefois échancrés et se présentent sous la forme de semi-lune, ou d'étoile : ils se multiplient par division directe.

Ce sont ces cellules syncytiales que l'on retrouve à la périphérie de la tumeur, ce sont elles qui envahissent en premier lieu le muscle utérin, elles forment la zone d'accroissement du néoplasme, aussi est-ce à bon droit qu'on les a appelées : l'agent véritablement actif du déciduome malin. Les autres cellules, les cellules claires ne se rencontrent que bien après les premières, elles attendent pour ainsi dire que les cellules syncytiales aient fait une brèche avant d'envahir les tissus à leur tour. Il est de plus un fait curieux dans l'histologie de cette tumeur, c'est que celle-ci ne possède pas de vaisseaux propres : elle semble être irriguée par les lacunes qu'elle contient, c'est dans ces lacunes, envahies pour la plupart de caillots, que doit s'effectuer la circulation sanguine, nécessaire à l'entretien de la vitalité si grande de cette tumeur : rencontrer un vaisseau dans la masse tumorale est chose exceptionnelle, pourtant dans notre figure 5 on remarque un petit vaisseau formé dans la cavité de la veine thrombosée et envahie par la tumeur.

Cette description de la tumeur que nous venons de faire nous la retrouvons en conformité avec les revues récentes parues à ce sujet. En effet, Segall, Bellin, Durante ont décrit les deux ordres de cellules que nous retrouvons dans nos préparations : ils font dériver les cellules claires de la couche de Langhans ; les grosses cellules à noyaux multiples sont formées par le syncytium en voie de prolifération. Ces placards de cellules syncytiales, Durante les a décrits sous le nom de « masses plasmodiales ». De plus il a relaté que le déciduome dans son évolution pouvait revêtir deux aspects différents: une forme villeuse dans laquelle les végétations de déciduome malin donnent l'impression de villosités arborescentes ramifiées : ce serait le cas de notre figure n° 3. Dans ces villosités devenues néoplasiques on ne rencontrerait aucun vaisseau ; la circulation se ferait simplement à l'aide de lacunes sans parois. Enfin cet auteur décrit une seconde forme : la forme aréolaire dans laquelle les « masses plasmodiales » dessinent un réseau irrégulier à mailles enveloppant les cellules claires : cette seconde forme n'aurait également que des lacunes sans parois au lieu de vaisseaux. Pour Durante et les auteurs cités plus haut, les cellules vraiment caractéristiques du néoplasme sont les cellules syncytiales.

D'après eux le néoplasme, faussement appelé déciduome malin, serait un épithélioma : tandis que Durante le fait provenir uniquement de l'« ecto-placenta », Segall lui trouve une origine double, maternelle et fœtale. A l'étranger, Marchand et Rosinelli ont des conclusions semblables à celle de Segall.

De cette étude il résulte que le déciduome malin est
formé par le revêtement de la villosité choriale, revêtement qui s'est mis à proliférer, et à envahir le tissu utérin
juxtaposé. Le néoplasme pénètre le muscle, dissocie les
fibres, et après avoir détruit les parois vasculaires,
thrombose les vaisseaux et produit des embolies qui à
leur tour redeviennent cancéreuses sous la forme de métastases. Nous dirons donc que par son absence complète de vaisseaux, par son mode d'envahissement et par
sa structure histologique, le déciduome malin est une
tumeur spéciale qui se rapproche plus du type épithélioma que du type sarcome. Son point d'origine semble
se trouver dans le syncytium ; mais reste une question
grosse de difficultés : d'où provient à son tour le syncytium ? C'est ce que nous allons aborder dans le chapitre
suivant.

CHAPITRE III

ÉTIOLOGIE ET PATHOGÉNIE

En parcourant l'ensemble des observations de déciduome malin, la première chose que l'on remarque
est qu'il y a toujours eu grossesse, soit accouchement
normal, soit avortement, soit môle hydatiforme. Ces faits
nous imposent une première conclusion : c'est qu'un
produit de conception vrai ou faux, fœtus ou môle, a
toujours précédé l'évolution d'un déciduome malin.

Le moment où l'affection se présente peut être très
rapproché du dernier accouchement normal ou anormal
(un mois, Obs. de Cock ; un mois, Obs. de Koettnitz ;
quatre mois, Obs. I) ; dans l'ensemble de nos observations on retrouve comme moyenne un intervalle de 4 à
8 mois. D'autres fois, il peut exister un intervalle de
temps beaucoup plus long (un an, Obs. de Hartmann ;
quinze mois, Obs. de Rosinelli ; deux ans, Obs. de
Lohlein).

Les femmes atteintes de déciduome malin sont en
général jeunes, ce qui caractérise bien cette condition
indispensable, la vitalité génitale de la femme. Il n'existe
qu'un cas de femme ayant eu un déciduome malin à un
âge avancé (Obs. de Mayer, femme de 55 ans). On a vu

survenir cette affection chez des femmes très jeunes. (Obs. de Ahlfeld, femme de 17 ans). En général, l'âge moyen des femmes qui en sont atteintes est de 26 à 40 ans.

Il existe un point très intéressant dans l'étiologie du déciduome et bien mis en lumière à l'heure actuelle. Les différentes statistiques des auteurs qui se sont occupés de la question nous montrent en effet que la môle hydatiforme est un facteur aussi considérable que l'accouchement normal ou l'avortement dans l'étiologie de cette tumeur. A l'heure actuelle on compte à peu près 98 cas connus et dans cette statistique nous retrouvons que 48 fois ce furent des môles hydatiformes qui précédèrent le déciduome malin.

Nous reproduisons certaines de ces statistiques :

Marchand..	28 cas de déciduomes.	12 môles. / 16 accouch. ou avort.
Eiermann..	35 cas —	18 môles. / 17 accouch. ou avort.
Pick.	13 cas —	7 môles. / 6 accouch. ou avort.
Rosinelli.	54 cas —	25 môles. / 29 accouch. ou avort.
Pestallozza.	41 cas —	20 môles. / 21 accouch. ou avort.
Statistique de nos observations.	69 cas —	35 môles. / 34 accouch. ou avort.
Statistique complète. . . .	98 cas —	48 môles. / 50 accouch. ou avort.

Nous abordons en ce moment le point le plus controversé de la question : Quelle est la pathogénie du déciduome ou autrement dit d'où provient le syncytium ?

Rappelons tout d'abord que le déciduome est formé

essentiellement de deux sortes d'éléments : les cellules claires à noyau unique, à protoplasma transparent et les masses syncytiales qui constituent à elles seules l'élément constant et par suite caractéristique de la tumeur. Enfin un simple système lacunaire sanguin sans parois spéciales sert à entretenir la vitalité si exubérante de ces éléments.

On a soutenu des théories très nombreuses et très diverses au sujet de l'origine de ce syncytium et partant de la pathogénie du déciduome. On peut toutefois les réunir en trois groupements bien distincts.

D'après le premier, le déciduome proviendrait de la caduque (Macaigne, Nové-Josserand et Lacroix, Bacon, Chiari, Menge...) : les cellules claires et les masses syncytiales ne seraient pas autre chose que les grosses cellules de la caduque et le déciduome serait un sarcome.

Dans le second groupe on rencontre d'abord Turner et Freund, puis tout récemment Pfannenstiel : ceux-ci se basant d'après les travaux de Waldeyer sur la circulation placentaire du sang maternel admettent avec lui que l'endothélium des vaisseaux de la caduque enveloppe le sang maternel dans un circuit complet et vient s'appliquer sur la face épithéliale des villosités placentaires : ils tirent l'origine du syncytium de cet endothélium maternel, et concluent que le déciduome est un endothéliome à cellules géantes.

Les théories que nous pouvons réunir dans un troisième groupe ont un point commun, c'est que le déciduome malin est un épithélioma placentaire. Mais elles divergent aussitôt que se pose la question de l'origne exacte du syncytium. Certains auteurs Marchand, Rosinelli... disent que cet épithélioma possède une double origine fœtale et maternelle, que cette tumeur est formée par les cellules de Langhans et le syncytium. De plus ils font dériver la couche de Langhans de l'ectoderme fœtal, tandis qu'ils reconnaissent dans le syncytium une transformation complète de l'épithélium utérin.

D'autres au contraire, (Frænkel, Apfelstedt et Arschoff) ne retrouvant pas dans la tumeur de cellules de Langhans, considèrent le déciduome comme un épithélioma dérivé du syncytium. Ils en font un épithélioma purement placentaire et fœtal : le syncytium étant pour eux d'origine fœtale.

Enfin avec Durante naît une théorie assez similaire à la dernière : cet auteur se base sur les travaux de M. le Pr Mathias Duval au sujet du placenta des rongeurs. Durante fait provenir le syncytium de ce que M. Mathias Duval a appelé l'ecto-placenta et propose de définir le déciduome malin un épithélioma ecto-placentaire. Nous allons exposer en quelques mots les résultats des recherches de M. Duval sur le placenta des rongeurs et en même temps la théorie de M. Prenant basée sur ces mêmes recherches.

Au début de la gestation chez les rongeurs, il se forme à un pôle de l'œuf l'ecto-placenta sorte d'éponge à mailles fœtales. Les capillaires superficiels de la sérotine plongent dans l'ecto-placenta; plus tard leur endothélium disparaît, les vaisseaux restent à l'état de lacunes creusées dans le tissu ecto-placentaire d'origine embryonnaire, parcourues par le sang maternel. A la fin de la gestation les éléments ectodermiques disparaissent et les deux sangs (maternel et fœtal) ne sont plus séparés que par la paroi des capillaires fœtaux.

Prenant et Durante arrivent aux mêmes conclusions, le premier au sujet du placenta normal et de son appareil circulatoire, le second dans son étude du déciduome malin. Ce résultat est le suivant : Il y aurait une disposition intermédiaire entre le placenta humain et celui de rongeurs ; dans le premier l'épithélium de la villosité placentaire persisterait sous la forme de syncytium, la villosité n'étant plus une simple modification de la muqueuse utérine, mais une néoformation d'origine fœtale, due à une édification ectodermique spéciale ; tandis que chez le rongeur il ne subsisterait plus que la paroi endothéliale des capillaires fœtaux pour séparer les deux circulations (maternelle et fœtale).

Comme nous venons de le voir, l'étude de l'origine du syncytium et celle de la circulation placentaire sont connexes. Les conclusions que ces auteurs ont tirées des travaux de M. le Pr Mathias Duval ne font pas encore à l'heure actuelle force de loi, car de la structure du placenta des rongeurs on n'est pas en droit de conclure à celle du placenta humain. En effet Keibel récemment, en examinant un œuf humain de quatre semaines, aurait vu d'une part les villosités tapissées par le revêtement cellulaire fœtal et ectodermique, d'autre part les espaces intervilleux pleins de sang maternel et limités de tout côté par une membrane endothéliale qui formerait une nouvelle enveloppe à la villosité ; dans ces espaces endothéliaux maternels s'ouvraient les artères et veines utéro-placentaires.

Le problème est, comme nous venons de le voir, loin d'être résolu ; aussi dans cet exposé de théories si diverses nous ne nous sommes bornés qu'à exposer les faits, sans nous permettre de préférer telle hypothèse à telle autre. De cet exposé il résulte une seule conclusion bien évidente, c'est que le déciduome, tumeur sans doute épithéliale, exige pour se manifester la présence antérieure d'une villosité choriale dont le revêtement épithélial, enclavé à un certain moment dans les parois utérines, se met à proliférer d'une façon prodigieuse au point de déterminer la tumeur qui fait l'objet de l'étude de notre thèse. La solution de ce problème ne surviendra que lorsqu'un observateur heureux pourra réunir une série embryologique complète, et examiner sur l'œuf humain toutes les transformations que M. le P\u{r} Duval a si bien décrites au sujet du placenta des rongeurs.

CHAPITRE IV

ÉTUDE CLINIQUE

Début. — Il est du déciduome malin comme de l'épithélioma banal de l'utérus, il se greffe, s'établit, gagne
la masse musculaire utérine sans dévoiler sa présence et
arrive le plus souvent à son état parfait avant de s'être
manifesté par un symptôme quelconque. Ce n'est que
lorsqu'il a atteint un certain volume, que lorsque des
masses fongueuses et sans consistance se sont dévelop-
pées, que des hémorragies intenses viennent le trahir
et par leur fréquence occasionner un juste émoi à la
femme qui ne se doutait pas de son état de santé. Durant
cette période que nous pourrions appeler d'incubation,
les époques menstruelles ne paraissent nullement inquié-
tées. Pfeiffer est le seul à citer une hémorragie considérable à la suite de celles-ci. Ce mode de début si insidieux
appartient surtout au déciduome qui survient à la suite
d'un avortement ou d'un accouchement. Mais il en est
toutefois un autre mieux caractérisé, c'est le cas du déciduome consécutif à une grossesse molaire. On s'aperçoit
alors que la femme n'a jamais cessé de perdre depuis
l'expulsion de la môle, peu il est vrai; mais l'écoulement
sanguinolent n'a jamais complètement disparu. La femme

est obligée de se garnir et de faire usage d'injections vaginales (Obs. III, IV).

Hémorragies. — Le premier symptôme qui dévoile la présence de cette tumeur est de l'avis de tous les cliniciens l'hémorragie utérine : elle est due à l'envahissement et à la destruction des vaisseaux par les masses végétantes. L'apparition, la durée de ces métrorrhagies et la quantité de sang perdu à leur suite ne sont soumises à aucune loi. Tantôt on les voit survenir à la phase initiale de l'évolution de la tumeur, et rendre perplexe le diagnostic du clinicien, tantôt apparaître à une période plus avancée venant compléter la symptomatologie d'un déciduome soupçonné longtemps auparavant : mais ce second mode d'apparition, quoique relaté dans plusieurs observations (cas de Sanger, de Chiari..), est rare, et, disons-le de suite, la métrorrhagie reste un accident de début. Ces pertes utérines sont très capricieuses, elles peuvent être très abondantes d'emblée (Obs. IV), ou se présenter d'abord sous la forme d'un léger écoulement et augmenter peu à peu d'intensité (Obs. I, III). Elles peuvent disparaître durant un temps relativement long puis reparaître d'une façon soudaine et amener la mort par leur intensité et la quantité de sang perdu (Observation de Chiari : la femme meurt pendant une hémorragie).

Enfin un des caractères les plus importants de ces hémorragies est leur extraordinaire ténacité : elles sont réellement, comme on les a appelées, incoercibles et résistent à toute intervention : lavage de la cavité utérine, tamponnement et voire même curettage, le chirurgien se trouve impuissant à les arrêter. Ce caractère est nettement relaté par les auteurs ; les observations de Monod, de Ronse, de Rosinelli, de Hartmann et de tant d'autres le prouvent surabondamment.

A la suite de ces hémorragies et durant leur intervalle peut survenir un écoulement roussâtre à teinte rappelant celle du café, sans jamais toutefois devenir nettement purulent, ni rappeler l'odeur fétide de l'écoulement de l'épithélioma utérin. Ce suintement est dû à d'anciens foyers hémorragiques en dissolution dans un liquide séreux. Cet écoulement a pu quelquefois devenir purulent et fétide, mais ce fut toujours à la phase ultime de l'évolution de la tumeur, quand les métastases vaginales se sont gangrenées et quand une infection secondaire due aux putréfactions des débris fongueux est venue se surajouter à la maladie et provoquer en même temps des élévations de température. Ces pertes peuvent parfois sur le décours de la maladie remplacer les hémorragies, la chose est d'ailleurs fort rare, le plus souvent elles se surajoutent à celles-ci et agissent alors sous forme de complications. Dans certains cas de véritables coliques utérines ont accompagné les hémorragies : d'autres fois de violents vomissements sont survenus au début de grandes métrorrhagies.

Modifications de l'utérus. — Lorsque le déciduome malin succède à une grossesse molaire, on remarque à la palpation que l'utérus est augmenté de volume ; on a la sensation d'une masse en général de la grosseur d'une tête de fœtus à terme, ce qui peut faire songer à une involution utérine incomplète. Alors l'utérus dépasse largement la symphyse pubienne, et arrive quelquefois jusqu'à la hauteur de l'ombilic. Quand au contraire le déciduome survient à la suite d'un avortement ou d'un accouchement normal l'utérus malade ne dépasse jamais le volume d'une grossesse de trois mois. Par le palper on rencontre le plus souvent une tumeur lisse et régulière, quelquefois des nodosités viennent faire saillie à sa surface.

Lorsque l'on fait le toucher vaginal, on rencontre assez souvent un col entr'ouvert ; d'autres fois le col est normal, la muqueuse saine n'offre ni bosselures, ni érosions, cependant sa coloration de rose pâle peut passer au rouge sombre ou au rouge vineux. Quelquefois, le col étant entr'ouvert, on a pu sentir à travers son orifice externe une tumeur mollasse, sans résistance, donnant la sensation d'un polype placentaire (Veit et Schmorl). Mais le plus souvent pour explorer la cavité utérine on est obligé de dilater le col. Lorsque cette dilatation est faite, le doigt introduit rencontre en un endroit de la muqueuse, généralement les faces ou le fond de l'utérus, une tumeur peu développée, ne dépassant presque jamais en surface une pièce de cinq francs, souvent légèrement pédiculée. Cette tumeur offre au doigt la sensation d'une masse végétante, fongueuse, friable et très vasculaire. A l'endroit où elle s'implante sur l'utérus, celui-ci est très aminci. D'après Gottschalk, la paroi utérine semble être réduite à une mince feuille de papier, et l'on a la sensation que le doigt dans son exploration va la perforer. Les parois saines de l'utérus

paraissent épaissies, sa cavité est nettement augmentée ;
l'hystéromètre en certains cas donne 12 et même 18 centimètres de hauteur (Cazin, *La Gynécologie*, avril 1896).
Cette cavité utérine contient presque toujours des caillots qui n'attendent qu'une hémorragie un peu violente
pour être expulsés.

Métastases. — Les différents symptômes que nous
venons de passer en revue forment la première étape de
la maladie. Restent les métastases, masses de néoformation, dues à des parcelles de la tumeur entraînées
par le torrent sanguin. L'étude de ces métastases est très
intéressante tant au point de vue du moment de leur
apparition qu'à celui des organes qui leur servent de base
d'implantation. Elles sont si fréquentes qu'elles forment
à elles seules une véritable période dans la marche de
la maladie. D'après les statistiques de Eiermann, de
Rosinelli, de Pestalloza nous voyons qu'elles existent
dans la proportion de 90 pour 100 des cas connus. Elles
peuvent affecter tous les organes : mais il en est pour
qui elles ont une véritable prédilection. Tandis que le
foie, la rate, le cœur, le cerveau, l'appareil urinaire sont
moins touchés par ces métastases, les parois vaginales
et les poumons le sont dans la plupart des cas, à tel
point que Neumann a pu dire que les métastases pulmonaires à elles seules existent dans la proportion effrayante
de 50 pour 100.

Ces métastases surprennent quelquefois par leur évolution rapide et précoce. Schmorl a cité un cas dans
lequel il rapporte que de nombreuses métastases (pou-

mon, foie, vagin) étaient survenues quatre mois après une grossesse, et bien avant que l'on ait pu faire le diagnostic de déciduome. De même, dans les observations de Schauta, Neumann, de Pick-Landau, d'Affelstedt et Arschoff, des môles hydatiformes encore contenues dans l'utérus avaient donné lieu à des métastases vaginales avant que l'on ait pu supposer l'existence de déciduomes malins. D'autres fois au contraire on voit survenir des métastases chez des femmes bien longtemps après le début d'un déciduome. Jurassowski (*Wratschebrija Japioski*, 1897) rapporte un cas de métastase du cerveau survenu chez une femme opérée depuis deux années.

Mais en dehors de ces formes, les unes précoces et les autres tardives, nous devons dire qu'en général les métastases surviennent durant la seconde période de l'évolution de la tumeur, au moment où la tumeur est bien installée. Parmi ces métastases celles qui occupent le plus spécialement le chirurgien ce sont les métastases vaginales. Celles-ci apparaissent sous forme d'un petit noyau souvent au niveau de la racine des petites lèvres et se font remarquer de la femme par la gêne qu'elles occasionnent dans la marche (Obs IV). D'autres siègent le long des parois antérieure ou postérieure du vagin. Elles restent durant un certain temps sousmuqueuses, recouvertes de la muqueuse du vagin qui à leur endroit paraît lisse, tendue, colorée en rouge vineux. Ces métastases vaginales donnent souvent la sensation de rénitence et voire même de fluctuation. Elles gagnent peu en profondeur, aussi Schauta a-t-il pu

dire (*Centralblat für Gynekologie,* 1894) que la métastase
vaginale n'est pas une contre-indication à l'opération. Ce
n'est que très tardivement que ces métastases vaginales
envahissent l'urètre, la vessie ou la cloison recto-vagi-
nale. Sur le décours de la maladie elles s'ulcèrent,
donnent lieu à de grandes hémorragies, peuvent se
gangréner ; et alors, à ce moment, elles occasionnent un
suintement noir, roussâtre et très fétide (Obs. IV).

Reste une autre variété de métastases, non moins
fréquentes que les premières, ce sont les métastases pulmonaires. Elles peuvent occuper toute la surface du
poumon : en général elles se localisent au sommet ou à
la base : à cet endroit elles provoquent très souvent des
adhérences pleurales, et quelquefois même un léger
épanchement pleural roussâtre (Obs. IV). Ces noyaux
métastatiques sont tantôt superficiels, tantôt noyés dans le
parenchyme pulmonaire. Lorsque ces métastases sont
superficielles elles forment souvent un semis rugueux,
chaque granulation variant de la grosseur d'une lentille
à celle d'un pois : parfois elles arrivent à recouvrir
entièrement la surface des deux poumons (Obs. IV).
Les femmes qui en sont atteintes offrent la physio-
nomie de personnes atteintes de bronchite chronique,
au dire de Neumann. L'expectoration devient jaune
verdâtre, visqueuse, purulente. Les crachats nummu-
laires peuvent être même sanguinolents, de couleur
sucre d'orge bien teintée, donner l'illusion d'une pneu-
monie, illusion qui peut encore être entretenue par
une fièvre pouvant simuler une véritable infection pulmonaire (Neumann, *Wiener Klinische,* 1897). Les cra-

chats ne révèlent pas d'éléments caractéristiques de la tumeur sous le champ microscopique. Neumann n'a jamais pu découvrir que des fibres élastiques. A l'auscul-tation on perçoit des frottements pleuraux, quelquefois des craquements et même du gargouillement. La sonorité pulmonaire est toujours restée normale. Ces métastases pulmonaires peuvent amener à elles seules la mort. Neumann cite le cas d'une femme morte à la suite d'accidents pulmonaires. Enfin de véritables hémoptysies sont survenues à la suite de métastases, ainsi que des accès de toux très rebelle, au point de faire soupçonner de la tuberculose pulmonaire (Monod, *La Gynécologie*, 1895).

Symptômes généraux.

S'il est une maladie dans le cours de laquelle l'état général ne correspond pas à celui de la lésion, c'est bien le cas du déciduome. En effet à peine est-il installé que nous voyons la patiente s'anémier, maigrir, perdre ses forces, que nous voyons son teint se décolorer, sans toutefois revêtir la coloration jaune paille du néoplasme utérin.

Rapidement la femme qui en est atteinte passe à un état cachectique ; ses yeux s'excavent, les pommettes deviennent saillantes, les rides du visage s'accentuent.

A la suite de ces hémorragies utérines si tenaces, et quelquefois si abondantes le nombre des globules sanguins diminue en notable proportion. La numération de ces globules peut même donner un résultat terrifiant,

comme dans le cas de notre observation où le microscope dévoilait seulement 2 418 000 globules rouges par
centimètre cube. L'examen du sang ne fait découvrir
qu'une anémie intense, on ne trouve pas d'altération dans
la forme des globules rouges ou blancs.

Le système lymphatique est moins touché par le
déciduome que par toute autre infection néoplasique :
peut-être, à ce sujet, peut-on dire que l'évolution si rapide
de cette tumeur en est la cause. Rarement les ganglions
superficiels du pli de l'aine ont été envahis : on ne trouve
aucune observation relatant la présence de ganglions
cervicaux ou axillaires : Marchand et Pestalloza à la suite
d'autopsies ont rencontré quelquefois des ganglions
lombaires hypertrophiés.

Marche et pronostic.

D'après l'évolution de cette tumeur nous pouvons divi-
ser sa marche en deux grandes périodes. Dans la première on constate des hémorragies, premier symptôme
du déciduome malin. En même temps, par le toucher vaginal et intra-utérin on se trouve en présence d'un utérus
souvent augmenté de volume, quelquefois légèrement
enclavé, d'une consistance un peu molle, à cavité présentant en un point généralement unique des fongosités
à hémorragies faciles. Dans cette même période et surtout à sa fin on s'aperçoit que la malade s'anémie, perd
tout appétit et que ses forces diminuent.

La seconde phase, l'ultime, se caractérise par des

métastases vaginales faciles à percevoir au toucher, par des métastases pulmonaires que l'auscultation, la toux et l'expectoration peuvent faire soupçonner. En même temps se produit l'exagération des phénomènes de début : hémorragies de plus en plus fréquentes, utérines d'abord, puis hémorragies des métastases avec sphacèle de ces mêmes métastases.

Enfin surviennent des élévations de température, puis un écoulement vaginal continu, roussâtre et quelquefois séro-purulent, dû souvent à des infections utérines secondaires. A partir de cette époque les jours de la malade sont comptés et la mort survient à la suite d'une anémie entretenue par ces hémorragies réitérées, quelquefois même par les généralisations de la tumeur. Tel est dans son ensemble le tableau classique du déciduome malin : aussi le pronostic est-il très sévère. La durée du déciduome est excessivement courte, rarement elle dépasse huit mois, généralement l'affection entraîne la malade au quatrième ou cinquième mois de son évolution : aussi peut-on dire que de toutes les néoplasies utérines, le déciduome est de beaucoup la plus rapide dans son évolution, et partant la plus terrible.

CHAPITRE V

DIAGNOSTIC

En présence d'une affection à évolution si rapide et de
ce fait si fatale, il est de toute nécessité de poser un diagnostic exact et précoce.

Pour arriver à établir ce diagnostic on doit se servir
de tous les moyens d'investigation possibles. Tout
d'abord il faut recourir aux antécédents personnels de la
femme que l'on soupçonne être atteinte de déciduome
malin. On doit passer en revue l'âge de la femme, le
nombre de ses grossesses, l'existence d'avortements.
Des femmes jeunes ou voisines de la ménopause, des
primipares ou des multipares, des femmes ayant eu des
fausses couches et surtout une grossesse molaire sont
toutes suceptibles d'être affectées de cette maladie.

Les difficultés du diagnostic varient suivant les divers
aspects cliniques que revêt le déciduome malin. Nous
allons envisager deux des principaux :

Une femme expulse une môle hydatiforme, la môle
arrive fragmentée : les suites de couches paraissent
normales. Cette femme revient plus tard consulter son
médecin, elle se plaint de fatigue, de lassitude géné-
rale, d'amaigrissement et surtout d'un écoulement

sanguinolent léger, mais continu au point de se garnir (Obs. III, VI). La palpation de l'abdomen et le
toucher vaginal font reconnaître que l'utérus est resté
gros, un peu mou, que le col est entr'ouvert. Cet examen rapide fait immédiatement songer au déciduome et
conduit le médecin à examiner la cavité utérine pour
parachever son diagnostic.

Dans le second cas le diagnostic sera en général plus
embarrassant. En effet prenons même l'exemple d'une
femme qui a su s'observer. Après avoir cité parmi ses
antécédents une ou plusieurs grossesses, un avortement
peut-être, elle se plaindra au médecin qui l'examine de
son mauvais état de santé, et surtout de pertes, de véritables hémorragies. Le médecin en voyant cette femme
encore jeune, jouissant encore d'un état général assez
bon, sera tout disposé à attribuer ces troubles à une
métrite hémorragique, la soignera comme telle et ne
songera même pas à l'existence possible d'un déciduome
malin. Plus tard cette femme retournera consulter son
médecin; celui-ci sera très étonné de l'aspect de sa
cliente, il trouvera en elle une femme amaigrie, fati-
guée, pâle, défaite, et en apprenant que les hémorragies
loin de s'arrêter sont devenues plus fréquentes et plus
abondantes se livrera à un examen plus minutieux et re-
connaîtra son erreur. A ce moment il sera peut-être trop
tard, la malade pourra accuser une gêne dans la marche,
des hémoptysies, des douleurs dans l'excavation du bassin, enfin tout le cortège des symptômes qui accompagne
l'évolution du déciduome lorsque cette tumeur est arri-
vée à sa phase ultime, à l'apparition des métastases.

Voyons maintenant si réellement on peut établir un
diagnostic précis dès le début. Tant que la tumeur reste
pour ainsi dire à un état latent, tant qu'aucun symptôme
ne vient la trahir, il est bien évident que le diagnostic
est impossible. Mais dès que des hémorragies abondantes et surtout fréquentes surviennent chez une
femme qui a eu des grossesses, qui a expulsé surtout
une môle hydatiforme, le clinicien doit songer au déciduome. Aucune affection utérine ne provoque des hémorragies, aussi fréquentes, aussi tenaces : la métrite
hémorragique, le fibrome, provoquent surtout des mé-
norrhagies, des troubles de la menstruation s'accompa-
gnant de leucorrhée, mais jamais d'écoulement sanguinolent aussi tenace. L'hémorragie avec l'ensemble de
ses caractères formera donc notre premier signe de
quasi-certitude, elle détermine le médecin à examiner
l'utérus de la femme malade. Nous arrivons à l'examen
intra-utérin, notre second point de repère dans la voie
de notre diagnostic. Si à l'aide du doigt introduit dans la
cavité utérine on rencontre en un point une surface peu
étendue, se détachant nettement de la muqueuse utérine, sans résistance, fongueuse, saignant au moindre
contact, si avec cela avant d'arriver sur cette surface on
a rencontré quelques caillots, on est à peu près sûr du
diagnostic. Cet examen aura éliminé l'épithélioma du
col, les fibromes sous-muqueux, les métrites : en effet
dans l'épithélioma du col l'ulcération siège au niveau
du museau de tanche, celui-ci est bosselé, ulcéré, de
plus, la présence d'un écoulement horriblement fétide
fait disparaître tous les doutes. Quant aux fibromes, ils

ne causent jamais d'altération de la muqueuse utérine sensible au doigt, ils ne provoquent en général qu'un agrandissement de la cavité utérine. Dans la métrite, le museau de tanche est augmenté de volume, surtout transversalement (col en massue); la cavité utérine n'offre que des érosions reconnaissables d'ailleurs au doigt à leur sensation veloutée, mais jamais en un point des saillies pouvant simuler les végétations du déciduome malin.

Enfin, dans le cas d'un épithélioma du corps, le doigt rencontre une surface pouvant, il est vrai, saigner au moindre contact, mais cette surface malade est beaucoup plus étendue que dans le cas d'un déciduome malin; de plus, les bourgeons mollasses et plus volumineux reposent sur un fond induré, une sorte de coque ligneuse, enfin le doigt revient recouvert de cet écoulement roussâtre et fétide, particulier au néoplasme utérin. Si à ce moment le diagnostic paraît encore douteux, le clinicien devra recourir au troisième élément de diagnostic : l'examen anatomo-pathologique d'une partie de la tumeur qu'il est toujours facile de ramener de la cavité utérine : dès lors le diagnostic est parachevé et l'on n'aura plus qu'à précipiter l'intervention.

Pour nous résumer, nous devons dire que le diagnostic au début, bien avant l'apparition des métastases, peut être posé d'une façon absolue : il suffit de se baser sur les différents caractères des hémorragies, sur l'examen de la cavité utérine et enfin sur les résultats recueillis à la suite de l'examen microscopique d'une partie de la tumeur.

CHAPITRE VI

TRAITEMENT

A-t-on fait le diagnostic de déciduome malin ; l'indication est non pas de débarrasser l'utérus de ses fongosités par des curettages répétés sous prétexte de parer à des accidents redoutables, tels que les hémorragies et l'anémie, mais d'attaquer directement le mal dans sa forteresse, c'est-à-dire pratiquer dans le plus bref délai l'hystérectomie.

Quand par un examen sérieux on aura reconnu que l'utérus n'est pas enclavé par des adhérences péritonéales, que ses annexes, ovaires et trompes, ne sont pas devenus kystiques, on recourra à l'hystérectomie vaginale.

Dans le cas contraire il faudra procéder à l'hystérectomie abdominale. Il en sera de même lorsque par un toucher intra-utérin on aura reconnu que le muscle est fortement envahi par la néoplasie et par suite devenu friable au point de ne pas résister à la pression nécessaire à son abaissement dans le cours d'une hystérectomie vaginale.

Pour être complet nous devons toucher au traitement de la môle hydatiforme. En présence d'une grossesse molaire diagnostiquée chez une femme en imminence d'avortement, l'accoucheur doit aussitôt songer à débarrasser l'utérus de son contenu. A ce sujet, d'après les précieuses leçons de notre maître, M. Bonnaire, on doit procéder tout d'abord non pas à un curettage mais à un curage de la cavité utérine ; on ne fera un véritable curettage que dix jours après l'expulsion de la môle. Nous allons exposer ce procédé : pour pratiquer le curage on doit se servir d'une grande curette mousse, fenêtrée, en forme d'étrier, sorte de grande cuiller ; il est impossible en effet de se servir de la main car on aurait de grandes chances de déchirer le col, de faire éclater l'utérus, de plus ce curage se ferait mal, le doigt ne pourrait pas atteindre le fond de l'utérus dont la hauteur à ce moment atteint 20 et 30 centimètres. A l'aide de cette grande curette mousse on pénètre dans la masse des vésicules et l'on ramène *doucement* la môle, débris par débris. Lorsque l'opération est terminée, on fait un grand lavage de la cavité utérine. Le liquide à injecter ne doit pas être une solution de bichlorure de mercure, aussi faible soit-elle. A ce moment l'utérus retiendrait dans ses cryptes une certaine quantité de liquide injecté : l'absorption de sel de mercure pourrait être trop considérable et conduire à une intoxication mercurielle. On aura recours à la solution iodo-iodurée du Pr Tarnier. On finira le pansement en introduisant une mèche de gaze iodoformée dans l'utérus pour prévenir autant les hémorragies secondaires que l'infection par sphacèle des débris de môle. On répétera ce pansement tous les jours pendant les dix jours qui suivront l'expulsion de la môle.

Ce n'est que le dixième jour après cette expulsion que l'on procédera à un véritable curettage. Voici pourquoi notre maître, M. Bonnaire, préconise la temporisation avant d'effectuer le curettage : aussitôt après l'accouchement, l'utérus, surtout chez la femme atteinte de môle hydatiforme, est flasque, mou ; et ce n'est qu'au bout d'une dizaine de jours que ses parois sont assez revenues sur elles-mêmes pour avoir récupéré tonicité, résistance et épaisseur. A cette époque, les anfractuosités, les trabécules qui sillonnaient la face interne de l'utérus alors que celui-ci contenait une môle ont commencé à se niveler. En somme, il convient de ne jamais pratiquer un curettage aussitôt après l'expulsion d'une môle, car 1° le muscle utérin qui a perdu beaucoup de sa tonicité peut être perforé ; 2° la surface de l'utérus étant devenue très inégale, il est très difficile de pratiquer à ce moment un curettage complet et d'extraire tous les débris de môle. On devra donc lorsqu'on est en présence d'une môle pratiquer tout d'abord le curage de l'utérus à l'aide des doigts si possible, ou de cette grande curette que nous venons de décrire : si nous insistons sur ce mot curage, c'est par analogie au curage digital préconisé par M. le Pr Budin dans les rétentions placentaires, voulant définir par ce mot de curage l'acte de vider sans violence un utérus contenant une môle.

Le dixième jour on procèdera donc au véritable curettage ; à ce moment une partie des détritus de môle qui auront échappé au curage seront mises en relief par les parois de la cavité utérine redevenues plus planes. Deux jours avant de pratiquer le curettage, c'est-à-dire au huitième jour, après avoir fait un lavage de la cavité utérine à la solution iodo-iodurée, on devra bourrer cette cavité à la gaze iodoformée.

Habituellement pour curetter l'utérus, les uns se servent de la curette tranchante, les autres de la curette mousse. Ces deux curettes ont toutes deux des inconvénients : la curette tranchante use trop le muscle utérin, et comme celui-ci à cette époque a encore peu de résistance on risque de l'endommager trop fortement. La curette mousse est encore plus dangereuse : car pour être sûr de faire une bonne besogne on exerce une pression très énergique et l'on risque de perforer l'utérus. A l'aide de la curette de M. Bonnaire on pare à ces deux inconvénients : c'est une grande curette fenêtrée, les bords sont mousses, la face qui regarde la fenêtre de cette curette est recouverte, à la façon d'une rape, de dents de scie à peine saillantes. Ce n'est pas autre chose que la branche à dents de scie de la pince que M. Bonnaire a préconisée pour les rétentions placentaires : pince composée de deux branches, l'une mousse, l'autre à dents de scie.

A l'aide de cette curette on racle l'utérus sur toute sa surface ; la morsure de l'instrument est assez limitée pour ne pouvoir agir que sur les tissus à éléments anormalement friables (fongosités, débris de caduque, reliquats de syncytium) ; on détruit ainsi toutes les végétations qui peuvent subsister, et l'on a ce double avantage de ne pas perforer l'utérus comme il arrive avec la curette mousse, et de ne pas entamer le muscle utérin comme avec la curette tranchante.

Quand l'opération est finie on lave la cavité utérine

soit avec la solution iodo-iodurée soit avec une solution
de permanganate de potasse à 1/1000. On cautérise ensuite
l'utérus à l'aide d'un écouvillon imbibé de glycérine créosotée ou d'une solution de chlorure de zinc au 1/8. Puis
on bourre la cavité utérine de gaze iodoformée. Le premier pansement se fera deux jours après : on cautérisera
de nouveau à l'aide de la glycérine créosotée, puis on
fera un nouveau tamponnement.

On fera quatre ou cinq pansements de cette façon, un
tous les deux jours. La femme que l'on aura ainsi traitée
sera surveillée attentivement pendant plusieurs semaines.

Néanmoins tout danger n'est pas écarté : en effet,
malgré l'opération secondaire prophylactique, des débris
de môle auront pu rester enclavés, une hémorragie
pourra survenir : dans ce cas il faudra dilater le col et
faire un toucher utérin. Si l'on constate l'existence de
noyaux saillants ou de fongosités le diagnostic de
tumeur maligne déciduale s'imposera et la seule indication sera de faire l'hystérectomie sans tarder.

OBSERVATIONS

Notre chapitre des observations, nous le diviserons en trois parties :

En premier lieu nous citerons deux observations inédites, la première celle de M. Bonnaire, dont l'histologie est faite dans le chapitre II de notre thèse, puis celle que M. Legry a bien voulu nous communiquer.

Dans une seconde partie nous relaterons les différentes observations les plus concluantes au sujet de la symptomatologie du déciduome malin.

Enfin nous terminerons ce chapitre en énumérant toutes les observations parues depuis l'année 1895, et en indiquant le nom des auteurs et les différentes revues où elles ont été publiées.

Nous avons négligé de citer les observations antérieures à l'année 1894, certaines étant mises en doute, de plus il sera facile de les retrouver en consultant la statistique de Pestalozza (*Annali di ostetricia et gynecologia.* 1896).

OBSERVATION I

Recueillie dans le service de M. le P^r agrégé BONNAIRE.

La femme B..., ménagère, âgée de 31 ans, entre à la

clinique d'accouchement de l'hôpital Lariboisière, le 15 octobre 1898, sous le numéro 1190.

Les antécédents héréditaires de cette femme sont assez bons : mère vivante et bien portante, père mort probablement tuberculeux, deux sœurs mortes en bas âge, frère bien portant. Elle a marché de bonne heure, pas de maladies dans son enfance. Elle a été réglée à 16 ans, et depuis ses époques menstruelles furent toujours régulières, d'une durée constante de 4 à 5 jours : elle n'a jamais souffert au moment de sa menstruation, et dans le sang de ses règles elle n'a jamais observé de caillots. Elle a eu de la leucorrhée à la suite de sa première grossesse qui eut lieu au commencement de l'année 1897, exactement 19 mois avant son entrée à l'hôpital. Pendant cette grossesse elle a eu des œdèmes fugitifs des membres inférieurs, de la bouffissure des paupières mais pas d'éclampsie. L'accouchement fut spontané, mais laborieux : l'enfant s'est présenté par le sommet, et à terme : bel enfant, actuellement vivant et bien portant : il fut allaité artificiellement, la femme n'ayant pu le nourrir. Les suites de couches furent fébriles : elle fut même prise de salpingite et de pelvi-péritonite, diagnostic qui fut porté par le médecin qui la soignait en ville. A la suite de cet accident sont survenues des pertes blanches qu'elle a constamment soignées à l'aide d'injections vaginales.

Les règles réapparurent trois mois après et ne revinrent plus au 16 septembre 1898, époque présumée de sa menstruation : malgré la non-réapparition de ses règles elle ne se croyait pas enceinte : elle ne ressentait aucun des troubles sympathiques qui accompagnent toute grossesse, le volume de son ventre n'avait pas varié.

Le 24 septembre, elle fut prise de douleurs assez vives dans le bassin, elle les attribua à sa salpingite ancienne. A ce moment un médecin appelé parla de grossesse, sans pouvoir l'affirmer. C'est depuis cette époque que son ventre s'est mis à grossir, puis elle fut prise de pertes de sang, elle souillait jusqu'à 5 ou 6 serviettes de sang, mélangé à des caillots. A partir de ce moment elle crut ressentir des mouvements actifs dans son abdomen, mais un peu différents de ceux de sa première grossesse, et bien moins nets. Elle dut également garder le lit depuis le 24 septembre et à partir du 13 octobre elle ne ressentit plus de mouvements actifs.

*Examen de la femme à son entrée à l'hôpital
le 15 octobre 1898.*

La femme est pâle, anémiée, les seins sont bien conformés, ne contiennent pas de collostrum, le mamelon n'offre pas de pigmentation. La malade ne présente pas d'œdème ni de varices à ses membres inférieurs : on ne rencontre aucune lésion ni au poumon, ni au cœur. Le ventre est régulier, tendu, un peu sensible à la pression, la tension de la paroi abdominale semble exagérée.

Par le palper on rencontre dans la cavité abdominale une tumeur dure, remontant jusqu'à 6 travers de doigts au-dessus de l'ombilic. La tension de la tumeur est trop forte pour permettre de constater si elle contient un fœtus : de plus elle est très douloureuse à sa partie supérieure, on n'entend pas de bruits fœtaux, on ne par-

vient pas à provoquer de mouvements actifs. Le pouls de
la malade est à 112°, la température est de 38°,2.

Par le toucher vaginal on rencontre un col utérin
gros, élargi, ferme, non effacé, avec des culs-de-sac va-
ginaux tendus. Le doigt introduit dans le col utérin
franchit facilement l'orifice interne et arrive sur une
masse mollasse, se laissant dilacérer et revêtant la consistance d'un caillot et non d'un placenta; puis en faisant
glisser le doigt derrière cette masse on arrive sur une
surface qui donne la sensation d'une membrane tendue,
on n'arrive pas à sentir de parties fœtales.

Dans le cul-de-sac postérieur le doigt rencontre une
masse de la grosseur d'un petit œuf de poule reliée au
col utérin par un pédicule grêle de 4 à 5 centimètres de
longueur. Pendant l'exploration, cette masse se détache
et on la ramène hors de la cavité vaginale. Cette masse
ainsi extraite se trouve creusée à l'intérieur d'une petite
cavité kystique, mais déjà ouverte; cette cavité présente
une membrane d'enveloppe d'une épaisseur variable :
épaisse d'un demi-centimètre en certains endroits tandis
qu'en d'autres on la croirait uniquement constituée par
l'amnios seul.

La pâleur de la malade, la rapidité du pouls, la du-
reté de l'utérus, et un accroissement de cet organe en
somme relativement rapide déterminent à porter le diagnostic d'hémorragie dans la cavité utérine. Quant à la
grossesse on ne peut l'affirmer. On injecte 700 grammes
de sérum de Hayem, on donne à la malade un lavement
laudanisé, puis on l'enveloppe dans de chaudes couver-
tures. Les urines ne contenaient pas d'albumine.

M. Bonnaire est appelé, et il arrive à 9 heures et de-
mie du soir : il confirme le diagnostic d'hémorragie interne et se décide à vider la cavité utérine. Après avoir
abaissé l'utérus sous le chloroforme, il dilate le col avec
les bougies de Hegar (20 à 30). Avec une large curette
mousse fenêtrée, M. Bonnaire ramène de l'utérus un mé-
lange de caillots et de vésicules de môle hydatiforme
dont les plus grosses sont du volume d'un pois. Après
un grand lavage de la cavité utérine, il pratique un tamponnement utérin à la gaze iodoformée et comprime
l'abdomen par un bandage de corps. Tout est terminé
à 10 heures du soir : l'opération avait duré une demi-
heure. On injecte ensuite 600 grammes de sérum artificiel. La masse recueillie de l'utérus (môle et caillot)
pesait 2 400 grammes ; le poids de la môle était de
490 grammes. Deux heures après l'intervention, la température était redescendue à 37°,2 ; elle avait baissé de
1 degré.

16 *octobre*. — Le pansement vaginal était imbibé d'un
liquide un peu roussâtre. On retire la gaze iodoformée
de l'utérus à 4 heures 30 du soir, puis on pratique une
injection intra-utérine à l'eau iodée. Pouls à 120 : la température était remontée à 37°,8.

17 *octobre*. — Injection intra-utérine iodée le matin.
Température 38°,3. M. Bonnaire fait une injection intra-
utérine au permanganate de potasse ; puis un écouvillonnage au chlorure de zinc au 1/10, et tamponne la cavité
utérine à la gaze iodoformée.

A partir du 19 octobre, l'interne du service continue
tous les deux jours des lavages et des tamponnements

intra-utérins. Des injections vaginales sont également
pratiquées tous les jours.

Le 6 novembre, la malade quitte l'hôpital sur sa de-
mande, mais non guérie : l'utérus restait encore gros,
l'orifice interne du col était refermé, mais l'externe
entr'ouvert, de plus un léger suintement sanguinolent
persistait encore.

Le 12 novembre, c'est-à-dire six jours après sa sortie
de l'hôpital, la malade est prise de pertes de sang avec
nombreux caillots. Ces hémorragies se renouvellent avec
plus d'intensité le 13 novembre, et durant cette journée
elle eut plusieurs syncopes. On la transporte le même
jour à l'hôpital, le soir à 3 heures, où elle est admise salle
Denonvilliers dans le service de chirurgie de M. Rochard.

Le 15 novembre, on la ramène à la Maternité et là :
nouvelle injection intra-utérine iodée, nouveau tamponnement de gaze iodoformée, et injection de 500 grammes
de sérum artificiel. La malade à sa rentrée à l'hôpital
était anémiée davantage, et dans un grand état de pros-
tration : pouls à 125, — temp. 38°,4.

Le 16 novembre, après avoir détamponné la cavité
utérine, M. Bonnaire pratique un écouvillonnage à la
glycérine créosotée, puis un nouveau tamponnement à la
gaze iodoformée. On injecte alors 350 grammes de sérum artificiel. La température de 38°,4 était redescendue
à 37°,1 à la fin de la journée. On pratique la numération
des globules du sang de la malade et on ne trouve plus
que 2 418 000 par centimètre cube. La malade se trouvait
donc dans un état très alarmant, et c'est à ce moment
que l'on se décide à l'envoyer dans un service de chirur-

gie, l'hystérectomie ayant été adoptée. On l'opère le 18 novembre dans le service de M. Rochard et elle meurt deux jours après l'opération.

L'autopsie est pratiquée le 21 novembre 1898.

A l'ouverture de la poitrine les poumons présentent quelques adhérences pleurales surtout du côté droit, et quelques traces de liquide citrin dans les plèvres. — A la coupe les poumons n'offrent rien de particulier, si ce n'est un léger œdème. Le péricarde contient un liquide séreux évalué à un demi-verre. Le cœur est normal, ne présente que des caillots post mortem. Les reins sont décolorés et blanchâtres. La rate est un peu grosse. Rien à noter du côté du tube digestif. Le foie est pâle, décoloré. Le cerveau est décoloré, pas de lésions.

Le petit bassin montre à gauche un gros ovaire, kystique, présentant des cavités nettement séparées, et contenant un liquide séreux, jaunâtre, non hématique. Le pédicule a subi une torsion d'un tour, et les parois de l'ovaire sont injectées, fortement vascularisées. — Le poids de cette tumeur est de 450 grammes, de la grosseur du poing. L'ovaire droit a subi également un début de dégénérescence kystique, peu volumineuse, de la grosseur d'une noix.

On ne rencontre aucune métastase. Le volume de l'utérus est celui d'une tête de fœtus à terme, la cavité utérine est dilatée et allongée, elle mesure en hauteur 15 centimètres : sur la partie médiane de la paroi postérieure on rencontre une surface de la largeur d'une pièce de cinq francs faisant légèrement saillie ; à cet endroit le muscle utérin est aminci.

Observation II (inédite).

Due à l'obligeance de M. Legry, médecin des hôpitaux.

Mme X..., âgée de 26 ans. Antécédents héréditaires et personnels excellents. Elle a marché de bonne heure, pas de maladies dans son enfance. Réglée à 14 ans et, depuis, ses règles furent toujours normales.

En décembre 1895, cette femme a expulsé, après cinq mois de grossesse, une môle hydatiforme diagnostiquée par M. Champetier de Ribes et M. Arnould. Les suites ont été normales.

En septembre 1896, elle a eu une fausse couche de six semaines à la suite d'une chute dans la rue.

En octobre 1898, elle a eu une nouvelle fausse couche de six semaines.

Cette femme a présenté d'abord en juillet 1897, puis un an après, des troubles oculaires qui ont duré de cinq à six semaines. Landolt, en rapprochant ces troubles des fausses couches successives, avait porté le diagnostic de syphilis. Le traitement a été institué, mais M. Champetier de Ribes a toujours vainement cherché des stigmates de syphilis.

A partir du mois de février et surtout du mois de mars 1899, cette femme eut des métrorrhagies assez fréquentes qui ont été en s'accentuant jusqu'à la fin de l'année. En octobre 1899 et surtout en décembre 1899, les hémorragies furent continuelles.

Jamais cette femme n'a éprouvé de douleurs. M. Champetier de Ribes, à cette époque, a examiné plusieurs fois cette malade et lui a conseillé fortement de subir un curettage. L'utérus de cette femme était volumineux, flasque, et M. Champetier de Ribes soupçonnait un début d'une affection de mauvaise nature malgré un état général assez bon.

Le 9 décembre 1899 l'opération fut proposée et acceptée. M. Bouilly, après avoir dilaté le col de l'utérus, procéda à un curettage et il ramena une grosse masse qui occupait la corne droite de l'utérus. Les suites de l'opération furent excellentes.

Depuis, la malade n'a pas été suivie et à l'heure actuelle tout ce que l'on sait c'est qu'elle a été opérée de nouveau par un chirurgien de Lyon en avril ou mai 1900, qui, à la suite d'un curettage, enleva un gros bourgeon. Au moment de cette dernière opération il y avait un sensible affaiblissement de l'état général, par suite des pertes qui étaient survenues après la première opération.

Ce qui nous permet de faire l'histoire complète de cette malade et d'achever cette observation, c'est que nous avons eu la coupe d'un des fragments ramenés à la suite du premier curettage de Bouilly. Nous la devons à M. Legry, médecin des hôpitaux, qui a eu l'extrême obligeance de nous la confier.

Histologie. — Dans la coupe on rencontre des foyers hémorragiques sous la forme de caillots fibrineux. Dans l'intérieur de ces caillots on remarque une série de cellules claires, d'aspect vitreux qui offrent l'aspect des cellules de Langhans. Mais les cellules les plus nombreuses sont des cellules beaucoup plus grandes, de diverses formes, à plusieurs noyaux et rappelant exactement les masses syncytiales. Ces masses syncytiales offrent l'aspect de traînées en communication avec les caillots sanguins. Ces cellules ont des noyaux si abondants que pour un certain nombre d'entre elles le protoplasma est très difficile à distinguer. Sur le bord de la préparation le muscle utérin est nettement envahi.

Dans cette observation on se trouve donc bien en présence d'un début de déciduome malin.

OBSERVATION III (Résumée)

Publiée par le Dr ROUSSE. — *Belgique médicale*, 1898.

Femme C..., 47 ans. Réglée à 14 ans. Les règles ont toujours été normales en durée, quantité et qualité. Le premier accouchement est survenu à 23 ans. Toutes les grossesses, au nombre de 12, se sont passées régulièrement : les suites de couches ont toujours été excellentes. Jusqu'en 1897, les fonctions génitales ont été parfaites. Au mois de juillet 1897, les règles disparaissent ; au mois de septembre, elle éprouve des pertes peu abondantes, mais continues, pendant 5 semaines. Malgré toutes les tentatives faites par le médecin traitant, les hémorragies persistent et le 26 octobre elle se présente au service de gynécologie du Pr Van Cauvenberghe, l'état général est mauvais, anémie profonde, teint jaune paille.

Au toucher, le col présente une dilatation d'une pièce de deux francs ; il donne accès à une tumeur molle, lisse. L'utérus a le volume de celui d'une grossesse de 5 mois, le fond monte jusqu'à l'ombilic ; la consistance est dure et bien différente de celle de l'utérus gravide : il est sensible à la pression. M. Van Cauvenberghe décide d'anesthésier la femme et de la curetter : il enlève tout d'abord une grande quantité de caillots sanguins ; suit une môle hydatiforme à petites vésicules. L'utérus est vidé avec le plus grand soin. La surface interne est cautérisée à la glycérine créosotée et la cavité utérine tamponnée à la gaze iodoformée. Le toucher digital intra-utérin permet de constater que la surface utérine interne est lisse. La guérison est complète huit jours après : la malade nous quitte vers le milieu de novembre. A son départ on lui recommande de revenir à l'hôpital au premier accident.

Elle rentre à l'hôpital le 26 décembre éprouvant depuis trois semaines des pertes abondantes. Au toucher, l'utérus est sensible, un peu gros ; les annexes sont sains ; du col qui est fermé s'écoule du sang en abondance. Songeant au développement d'un déciduome malin qui succède souvent aux môles, M. Van Cauwenbergh fait le 31 décembre l'hystérectomie vaginale. Les suites sont excellentes, la femme se lève au bout de huit jours.

L'utérus présente des parois épaisses, un endométrium normal. Au niveau de la corne utérine gauche se trouve une tumeur du volume d'un petit œuf de pigeon, implanté par une large base sur l'utérus et ne se différenciant pas macroscopiquement du tissu utérin. A la surface de la tumeur il existe une mince couche de tissu plus mou. La tumeur est un myome sous-muqueux : mais à sa surface s'est développé le tissu mou dans lequel on retrouve les deux éléments décrits par Marchand. Les cellules de Langhans forment des amas de cellules arrondies, polyédriques à protoplasma clair. Ces groupes sont nettement isolés du tissu utérin, de plus dans la musculature utérine voisine on rencontre disséminés des éléments épithéliaux très ressemblants à des cellules de la couche de Langhans. A côté on rencontre du syncytium qui semble présider à l'envahissement du tissu utérin : masse protoplasmique à nombreux espaces clairs ou vacuoles et renfermant plusieurs noyaux : ces masses syncytiales se trouvent à la périphérie des groupes de cellules de Langhans, ce qui démontre la conservation des rapports réciproques des deux couches cellulaires des villosités choriales. On peut rencontrer à différents niveaux de la tumeur tous les stades depuis la villosité choriale normale jusqu'au tissu néoplasique proprement dit. A côté de ce tissu on rencontre de grandes masses de tissus nécrosés. Les capillaires sont dilatés et les masses épithéliales sont souvent noyées dans des lacs sanguins. La muqueuse utérine au niveau du déciduome est hyperplasiée et infiltrée.

Observation IV (Résumée)

Rosinelli. — *Annali di obstetricia et gynecologia*. Milano, 1898.

La femme Sisti Marie, âgée de 29 ans, mariée, habitant à la campagne, née à Villabiscossi, domiciliée à Casellaro d'Giorgi, arrive à la clinique obstétricale gynécologique de Pavie le 1er septembre 1897, sous le numéro 3418. Née d'une famille saine, n'ayant jamais eu de maladie, si ce n'est quelques ganglions cervicaux dans sa toute première enfance. Réglée normalement à 17 ans, toujours réglée à époque fixe, durée variant de 7 à 8 jours. Quatre grossesses : la première survint à sa sixième année de mariage, eut lieu prématurément au 7e mois : l'enfant était vivant. La seconde, l'année après et à terme. Quant à la troisième, elle s'interrompit à 6 mois, l'enfant arriva vivant mais ne survécut pas. La quatrième fut normale avec enfant vivant : les suites de couches furent également normales et elle put nourrir son enfant. La menstruation ne fut plus régulière à partir du 1er mars 1897 : la femme se crut enceinte et en avril la menstruation ne revint plus.

Au milieu de mai, vaquant à ses occupations journalières, elle fut prise d'hémorragies, ce qui l'obligea à se mettre au lit. Elle perdit durant 3 jours, puis reprit son travail, continuant à perdre quelque peu. Quatre jours après cette hémorragie, elle perdit quatre vésicules, et un peu plus tard un véritable amas présentant la forme d'une môle hydatiforme. L'issue de celle-ci ne fut pas accompagnée d'une bien grande hémorragie. Le médecin ne crut pas lieu de donner autre chose que de l'ergotine. Les pertes diminuèrent sans toutefois s'arrêter complètement ; la femme garda un certain suintement et elle continua à vaquer à ses occupations.

Quinze jours avant son entrée à la clinique, elle sentit de la gêne, des fourmillements, ce qui détermina son attention du côté de ses organes génitaux : elle sentit à l'entrée de la cavité vaginale une tuméfaction peu douloureuse, augmentant de volume de jour en jour, tandis que les pertes génitales étaient devenues couleur café, sans être trop fétides. Le médecin visita la femme, crut que la tuméfaction devait être une collection purulente et l'engagea à aller se faire soigner à la clinique.

État actuel. — La malade est plutôt grande, bien conformée, quoique un peu maigre, le teint de la peau est décoloré, la muqueuse de la conjonctive pâle. Aucune trace d'affection du côté de la tête, du cou, de l'appareil respiratoire et circulatoire. Foie et rate normal. La femme ne tousse pas.

Les urines contiennent une légère trace d'albumine, pas de sédiments, urates ni phosphates.

L'abdomen est souple, indolore à la pression, aucune tumeur anormale. Mais à l'examen des organes génitaux externes c'est tout autre chose : au niveau de la petite et de la grande lèvre apparaît subitement, le long de la paroi antéro-latérale droite du

vagin, une tumeur de la valeur d'une noisette, revêtue de la muqueuse colorée en rose vineux, à limites bien nettes, élastique, indolore, à sensation presque fluctuante. Séparée d'un demi-centimètre de muqueuse saine, apparaît une seconde tumeur qui se
prolonge le long de la paroi vaginale antéro-latérale droite, du volume d'un demi-œuf de poule, à limites très nettes, recouverte
par la muqueuse teintée en rose vineux, un peu douloureuse à la
pression, élastique et simulant la fluctuation. Cette tumeur occupe
le canal vaginal dans sa partie inférieure et médiane, facile à
explorer ; en remontant au-dessus de celle-ci on arrive sur le col
qui est normal, un peu ramolli à son sommet, l'orifice externe
n'est pas perméable au doigt. Corps de l'utérus augmenté comme
à la suite d'une grossesse de 2 mois, légère antéflexion à droite,
le ligament large droit résiste davantage et est douloureux à la
pression. En arrière de l'utérus, au niveau de l'espace de Douglas,
on trouve une tumeur du volume d'un gros œuf de poule, élastique, lisse à sa superficie, très douloureuse à la pression, nettement
séparée de l'utérus qui présente à sa droite une petite tumeur. Le
ligament large gauche, dans sa partie supérieure, présente une
certaine résistance, dur comme par infiltration ou turgescence du
plexus veineux. L'obstacle dû à la portion saillante de la paroi vaginale empêche de mettre à nu avec la valve la portion vaginale
du col, et d'examiner la cavité utérine.

L'expulsion incomplète d'une môle, la persistance de l'écoulement sanguin, presque continuel depuis plus de 3 mois, enfin, la
présence d'un noyau sur la paroi vaginale, sans aucune élévation
fébrile, font penser à une des formes de néoplasmes décrite sous
le nom de syncytium malin, de déciduome malin, sarcome déci-
dual cellulaire, épithélioma des villosités choriales. Pour rendre
plus certain le diagnostic, il est nécessaire d'examiner une parcelle
de la tumeur au microscope. La difficulté était de mettre au jour
le col utérin. On se décide à inciser le tissu du noyau et on y procéda le 4 septembre. On met à découvert à l'aide d'une valve de
Simon la paroi antéro-latérale droite du vagin, siège du néoplasme : une incision met à découvert un tissu roux brunâtre,

spongieux, friable, gorgé de sang, on l'enlève à la curette. On incise également le gros noyau étagé plus haut : même tissu spongieux, friable, gorgé de sang, on en enlève une partie aux ciseaux et à la curette.

Le sang coulait abondamment, on pratique des points de suture profonds et superficiels, et on tamponne à la gaze iodoformée. La malade ne présenta aucune particularité, pas de température : 48 heures après on enlève le 1er tamponnement, tout suintement avait disparu, six jours après la plaie était refermée.

Les deux pièces furent examinées après dissociation, elles parurent formées en grande partie de caillots enveloppant un tissu formé presque exclusivement d'une masse protoplasmique à gros noyaux et à grandes cellules. Le caractère de cet élément cellulaire, de l'élément syncytial levait les doutes, et la tumeur était formée par un néoplasme identique à celui que l'on décrit sous le nom d'épithélioma de la villosité choriale.

Cependant le 10 septembre, la malade n'ayant eu ni frisson, ni fièvre, ni douleur dans la poitrine, se mit à tousser et à rendre des crachats sanguinolents roux brunâtres, qui au microscope présentaient en grande abondance des globules sanguins, des cellules d'alvéoles pulmonaires avec des pigments roussâtres. L'examen ne put découvrir d'élément épithélial qui eût pu faire songer à du néoplasme. On ne découvrit aucune altération de la sonorité à la percussion ; une respiration exagérée ne fit découvrir aucun râle ni à la partie moyenne, ni à la base du poumon.

Les noyaux métastatiques du vagin s'ulcèrent. La fièvre atteint 39°,5 et la mort survient le 8 octobre, quatre mois après l'expulsion de la môle.

Autopsie. — Dans les cavités pleurales, adhérences anciennes, avec un épanchement séro-sanguinolent évalué à un demi-litre dans la plèvre droite. Les poumons sont parsemés à leur surface de noyaux de la grosseur d'une lentille à celle d'un pois. A leur incision on voit qu'ils sont formés d'un caillot sanguin et de tissu pulmonaire. Les noyaux métastatiques du vagin adhéraient à la branche ischio-pubienne droite. Les deux ovaires étaient kystiques.

Le corps de l'utérus est augmenté de volume, long de 9^{em},5, large de 7 centimètres dans le voisinage des cornes. Pas de bosselures à sa surface. La paroi postérieure de l'utérus était épaissie, tandis que l'antérieure sur laquelle végétait la tumeur était amincie. Le vagin contenait un gros noyau grisâtre, sphacélé. L'urètre n'était pas envahi. Aucune métastase dans les autres organes.

La tumeur était formée en grande partie par des caillots sanguins, par des îlots dans lesquels on reconnaissait nettement les proliférations de la couche de Langhans et des cellules syncytiales.

Les métastases vaginales étaient formées surtout des caillots sanguins noyant les autres éléments. On y découvre pourtant des cellules à forme polyédrique, très nettes, à protoplasma granuleux. La masse présente les caractères de la kariokynèse atypique avec distribution irrégulière, on ne trouve nulle part les cellules du syncytium ni celles de la couche de Langhans.

OBSERVATION V (Résumée)

FREUND. — *Zeitschrifft für Geb.*, 1896.

Femme de 40 ans, aucuns antécédents. Trois accouchements, le dernier eut lieu en juillet.

En septembre, commence à perdre du sang, et à la fin de ce mois violente hémorragie. Elle entre à l'hôpital affaiblie, mais sans œdème, ni fièvre. Utérus un peu gros, en antéversion, mobile. Le col entr'ouvert admettait un doigt. Par le toucher utérin on rencontre le long de la paroi antérieure une petite tumeur de la grosseur d'une prune, qui fut enlevée avec le doigt : l'examen microscopique ne donna aucun résultat.

Le 22 novembre, la malade s'aperçoit d'une petite tumeur à la vulve. Cette métastase qui occupait la paroi vaginale postérieure fut enlevée à la curette. La malade revient en janvier : le 23, on entreprit une hystérectomie avec ablation de la paroi vaginale postérieure. L'utérus était mou, gros, présentant une tumeur de la grosseur d'un œuf sur l'étendue entière de la face antérieure de sa cavité.

Histologie. — A côté de nombreux globules sanguins, on voit sur les coupes des amas de cellules, à gros noyaux très colorés, plus ou moins irréguliers, formées par des cellules syncytiales plus ou moins dégénérées. On a eu affaire à une tumeur maligne de la couche syncytiale de villosités choriales développée aux dépens d'un polype placentaire.

OBSERVATION VI (Résumée)

J. COCK. -- *The Britisch medical*, 1896.

M. S..., 3o ans, avait accouché de son quatrième enfant depuis trois semaines : l'accouchement fut normal. Elle se leva le 14° jour, une légère hémorragie l'oblige à garder le lit. Elle essaie de se relever le 17 juin, nouvelle hémorragie, abondante cette fois.

La malade est admise au Nev Hospital for Wornen. Elle est pâle, épuisée, en léthargie. A l'examen, l'utérus est haut, le col fermé ; hémorragie légère. Pas de sucre ni d'albumine dans les urines. Le 2o juin, la malade est endormie et le col dilaté. On sent une masse adhérente à la paroi postérieure à l'utérus, de consistance et d'aspect semblables à ceux du placenta. Cette masse est enlevée à l'aide du doigt et de la curette : lavage de l'utérus et léger tamponnement à la gaze iodoformée. Le 24 juin, délire. Le 7 juillet, état assez bon, légère hémorragie attribuée à une époque normale. Le 14, à 2 heures du matin, le lit de la femme est inondé par une grande quantité de sérum, souillé de sang et deux gros caillots ont été expulsés : phénomènes d'hémorragie grave. Cet accident se reproduit le 15 ; le col est mou, entr'ouvert, le doigt sent une masse assez rude qui se présente en travers. Examen sous anesthésie : on peut explorer l'utérus sans dilatation préalable, et on constate la présence d'une masse de tissu organisé, naissant de la partie postérieure. Cette masse enlevée, on sent, à la place qu'elle occupait, la paroi utérine extrêmement mince. Peu d'hémorragie, lavage et tamponnement. L'état général s'améliore : mais le 22 juillet, expulsion d'un caillot ; le 25, de deux caillots ; on décide de faire l'hystérectomie, mais la malade meurt avant que l'opération ait pu être faite.

L'autopsie fut faite 31 heures après la mort. Corps presque exsangue. Dans l'utérus on trouve une masse ovale, naissant de la paroi postérieure et remplissant la cavité utérine : elle avait un aspect irrégulier, un peu rose et quelque peu granuleux. Aucune fétidité : cette tumeur occupait toute l'épaisseur de la paroi utérine : un nodule apparaissàit sous le péritoine. Les deux ovaires étaient kystiques, pas de traces de tumeur dans les ligaments larges. Au microscope, il fut facile de reconnaître les éléments caractéristiques du déciduome malin.

OBSERVATION VII (Résumée)

NEUMANN. — *Monatschrifft für Gebursthulfe*, 1897.

Femme de 40 ans, ayant eu trois accouchements normaux, lorsqu'après une quatrième grossesse, elle présenta tous les signes d'une grossesse molaire (hémorragies, développement rapide et exagéré de l'utérus...). En même temps, c'est-à-dire au cours de l'évolution de cette grossesse, on constate au niveau de la paroi vaginale antérieure l'existence d'un polype rouge brun du volume d'une cerise.

Or ce polype, examiné au microscope, se montre caractérisé par une prolifération séquestrale, mélangée à du sang. Il s'agit donc dans ce cas d'une môle vésiculaire ayant donné, pendant son évolution, une métastase de nature maligne. Voyant qu'une môle donnait une sorte de métastase maligne, on fit l'hystérectomie cinq semaines après l'avortement.

L'examen de l'utérus a donné les résultats suivants : la muqueuse utérine était infiltrée sur une longueur de 5 centimètres par une tumeur molle le long de sa paroi postérieure. Au microscope, on voit dans l'intervalle des fibres musculaires des cellules volumineuses, ovalaires, avec gros noyaux ronds, ainsi que des cellules polynucléaires. Ces cellules abondent autour des vaisseaux, et plusieurs les ont déjà pénétrés.

Dans ce cas, on est en présence d'un déciduome malin développé pendant une grosseur molaire aux dépens de la couche syncytiale des villosités choriales dégénérées.

OBSERVATION VIII (Résumée)

GOTTSCHALK. — *Berliner klinische Wochens.*, 1893.

Femme de 42 ans. Deux accouchements précédés de deux avortements. Après le second accouchement, fortes hémorragies ; celles-ci sont traitées par un curettage.

Les hémorragies reviennent et sont si fortes qu'elles déterminent une syncope. On fait une hystérectomie et la mort survient sept mois après l'opération.

Autopsie. — Utérus long de 16 centimètres. Métastases dans le foie, les capsules surrénales.

Histologie. — Le point de départ se trouve dans la villosité choriale : dégénérescence sarcomateuses de ces villosités.

OBSERVATION IX (Résumée)

MENGE. — *Zeitschrifft für Geb.*, 1894.

Femme de 35 ans qui expulse une môle de six mois. En mai 1893, violentes hémorragies qui nécessitent un curettage. En juillet, nouvelles hémorragies et un nouveau curettage. Comme celles-ci réapparaissent, on pratique une hystérectomie. Des métastases surviennent 3 mois après et la malade meurt six mois après l'opération.

Autopsie. — Métastases dans le vagin, le poumon, le foie.

MÉTOZ.   5

Histologie. — La tumeur est formée de cellules épithéliales qui ressemblent à celles de la caduque.

Observation X (Résumée)
Koettnitz. — *Deutsch. med. Wochens.*, 1893.

Femme de 25 ans, eut son troisième accouchèment en juillet. Des hémorragies surviennent un mois après. On constate une tumeur au fond de l'utérus et on l'enlève. Les hémorragies reparaissent 15 jours après : deux nodules surviennent dans le vagin et une nouvelle tumeur dans la corne utérine.

On pratique un curettage. Le 5 octobre, rupture d'un nodule vaginal, et la mort survient le 10 octobre à la suite d'hémorragie.

Histologie. — On retrouve dans la tumeur les éléments déciduo-placentaires.

Observation XI (Résumée)
Pfeiffer. — *Prager med. Wochens.*, 1890.

Femme de 36 ans. Huit mois après l'expulsion d'une môle apparaissent de violentes hémorragies utérines. En peu de temps, des lésions pulmonaires traduites par de la dyspnée, de la toux et une expectoration purulente amènent la mort.

Autopsie. — Nombreuses masses néoplasiques dans les poumons. Deux métastases vaginales. Dans le fond de l'utérus une tumeur du volume du poing.

Histologie. — Grosses cellules parmi des cellules conjonctives. En certains endroits des îlots de cellules de nature épithéliale qui envahissent les vaisseaux et le muscle utérin.

Observation XII (Résumée)
Sanger. — *Centralblat für Gynécologie*, 1889.

Femme de 23 ans. Un avortement à deux mois. Des pertes de

sang étant survenues pendant un mois occasionnèrent un curettage. Quelques mois après on trouve dans la fosse iliaque droite une tumeur que l'on prend pour un abcès : on l'incise et on rencontre un tissu fongueux formé de cellules volumineuses à gros noyaux et parsemé de nombreux points hémorragiques. L'utérus présente ensuite un développement rapide et la mort survint au 7ᵉ mois de la maladie.

A l'autopsie, métastases dans le poumon et le diaphragme.

Histologie. — Grosses cellules rondes à noyaux semblables aux cellules géantes de la caduque.

OBSERVATION XIII (Résumée)
Tédenat, professeur à Montpellier. — *Thèse*, Louviers, 1896.

Femme de 47 ans, réglée à 15 ans. Trois accouchements. Le dernier en septembre 1894 : enfant mort-né.

En avril, 8 mois après, violentes hémorragies. Femme pâle, sans forces, ni appétit. Utérus gros, mobile, col béant. On fit un curettage. La malade revint avec un état général plus mauvais ; écoulement sanieux et fétide. Nouveau curettage. Mort, suite de cachexie.

Histologie. — Grosses cellules avec éléments embryonnaires, arrondies ou ovalaires avec noyaux formant les masses syncytiales.

OBSERVATION XIV (Résumée)
Pʳ Tédenat, de Montpellier. — *Thèse* de Louvrier, 1896.

Femme âgée de 33 ans. A expulsé le 10 avril une môle hydatiforme : cette expulsion fut suivie d'une forte hémorragie. En juin, les hémorragies reparurent.

L'utérus est gros, avec col entr'ouvert, contient dans sa cavité des masses friables. On curette l'utérus, et on cautérise au chlorure de zinc au dizième.

M. Tédenat fait le diagnostic de déciduome et pratique une hystérectomie. Pendant sept mois, excellente santé : puis la malade revient avec un état général mauvais, avec œdème et ascite, des douleurs dans les membres et des vomissements. La mort survient le 10 mai.

Histologie. — Utérus long de 13 centimètres, col large. La paroi postérieure de l'utérus est néoplasiée.

Au microscope : amas de cellules à noyaux volumineux disposés en îlots.

OBSERVATION XV (Résumée)

KLEIN. — *Archives fur Gynekologie*, XLVII.

Môle expulsée en mars 1893 après deux accouchements et un avortement. Hémorragies nombreuses, on fait un curettage. Mais la fièvre et des frissons s'emparent de la malade et la mort survient.

Autopsie. — Nodosités dans la plèvre et les poumons.

Histologie. — Grosses cellules à noyaux nombreux, envahissant le muscle utérin.

OBSERVATION XVI (Résumée)

HARTMANN et TOUPET. — *Annales de Gynécologie*, avril 1895.

Femme de 25 ans. — Un accouchement. Six mois après cet accouchement, les règles s'arrêtent pendant trois mois : forte métrorrhagie pendant huit jours. Entre à l'hôpital à la suite de ces hémorragies. On retire des débris placentaires. On pose le diagnostic de déciduome malin, la mort survient au moment où l'opération était acceptée.

Autopsie. — Dans le fond de l'utérus, masse noire, ressemblant à un débris de placenta. Pas de métastase.

Histologie. — A la périphérie des villosités se forment des masses protoplasmiques à plusieurs noyaux, arrondies ou effilées. On ne retrouve pas de vestiges de la muqueuse utérine normale. L'envahissement semble se faire par les vaisseaux.

Observation XVII (Résumée)

Frankel. — *Archives fur Gynekologie,* XLVIII.

Femme de 25 ans, qui a expulsé une môle hydatiforme en juillet 1892. En 1894, elle se plaint de douleurs vives et d'hémorragies survenues depuis une quinzaine de jours. On pratique une laparotomie : il existait trois tumeurs : une dans l'utérus, et les deux autres dans chaque ovaire. Les hémorragies réapparaissent et amènent la mort.

Pour cet auteur, la tumeur en question est un carcinome des villosités choriales.

Observations de déciduomes malins survenus à la suite d'accouchements ou d'avortements.

Observation XVIII

1895. Ruge-Taenzer. — *Zeitschrifft. für Geb.,* 1895, Bd. 33, p. 162.

Observation XIX

1895. Götze. — Ueber die Tumoren der Eihaute. *Diss.* Halle, 1895.

Observation XX

1896. Apfelstedt und Aschoff. — *Archives für Gynäk.,* Bd. 50, page 511.

Observation XXI

1896. Aezel. — *Monatschrifft für Geb.*, Bd. 3, page 413, 1896.

Observation XXII

1896. O. V. Franqué. — *Zeitschrifft für Geb.*, Bd. 34, page 199, 1896.

Observation XXIII

1896. Neumann. — *Wiener klinische Woch.*, n° 36, page 814, 1896.

Observation XXIV

1896. Chrobak. — *Centralblatt für Gynäk.*, 1896, n° 50, p. 1281.

Observation XXV

1896. Spencer. — *Trans. of the obs. Soc. of London*, 1896, page 135.

Observation XXVI

1896. Rutherford Morison. — *Trans. of the obs. Soc. of London*, 1896, p. 130.

Observation XXVII

1896. Malcolm-Hebb. — *Trans. of the obs. Soc. of London*, 1896, p. 125.

Observation XXVIII

1896. Pick (L.). — *Centralblatt für Gynäk.*, 1896, page 1021.

Observation XXIX

1896. Cock. — *Brit, med. Journal*, 1896, page 725.

Observation XXX

1896. Nikiforow. — *St-Petersb. med. Woch.*, 1896, page 41.

Observation XXXI

1896. Rosner. — *Monatschrifft für Geb.*, 1897, page 542.

Observation XXXII

1896. Karström und Webster. — *Monatschrifft für Gynäk.*, 1898, page 125.

Observation XXXIII

1897. Sippel. — Drei Fälle von malignen Tumoren... Breslau, 1897.

Observation XXXIV

1897. Martin. — *Zeitschrifft für Geb.*, Bd. 27, page 15, 1897.

Observation XXXV

1897. Gebhard. — *Zeitschrifft für Geb.*, Bd. 27, page 480, 1897.

Observation XXXVI

1897. Gebhard. — In *Diss*. Berlin, 1897.

Observation XXXVII

1898. Scherer. — Zwei Fälle... *Archives für Gynäk.*, page 372, 1898.

Observation XXXVIII

1897. Schmorl. — *Centralblatt für Gynäk.*, 1897, page 90.

Observation XXXIX

1897. Reinicke. — *Archives für Gynäk.*, Bd. 53, p. 105.

Observation XL

1897. Fraenkel. — *Samml. klin. Vortr.*, n° 180, 1897.

Observation XLI

1897. Fraenkel. — *Samml. klin. Vortr.*, n° 180, 1897.

Observation XLII

1897. Schmorl. — *Centralblatt für Gynäk.*, 1897, p. 1217.

Observation XLIII

1897. Lewers. — *Trans. of the obst. Soc. of London*, 1897, page 240.

Observation XLIV

1898. Trantenroth. — *Monatschr. für Geb.*, Bd. VII, page 7, 1898.

Observation XLV

1898. Tratenroth. — *Monatsch. für Geb.*, 1898, Bd. VII, page 7.

Observation XLVI

1898. Veit. — *Zeitschr. für Geb.*, Bd. 38, page 508, 1898.

Observations de déciduomes malins survenus à la suite de môles hydatiformes.

Observation XLVII

1896. Hofmeier. — *Zeitschrifft für Geb.*, 1885, Bd. II, page 409.

Observation XLVIII

1896. Lömberg-Manheimer. — *Monatsch. für Gynäk.*, 1896, Bd. 7, page 128.

Observation XLIX

1896. Apfelstedt und Aschoff. — *Arch. für Gynäk.*, Bd. 50, page 511, 1896.

Observation L

1896. Neumann. — *Monatsch. für Geb.*, Bd. 3, page 5, 1896.

Observation LI

1896. Runge. — *Arch. für Gynäk.*, 1896, Bd. 51, page 185.

Observation LII

1896. Cazin. — *La Gynécologie*, n°s 1 et 2, 1896.

Observation LIII

1896. Sippel. — *Dissert.* Breslau, 1897.

Observation LIV

1897. Schanta. — *Centralblatt für Gyn.*, 1897, page 53.

OBSERVATION LV

1897. LINDFORS. — *Centralblatt für Gyn.*, 1897, page 7.

OBSERVATION LVI

1897. EIERMANN. — Halle, 1897.

OBSERVATION LVII

1896. MONOD et CHABRY. — *Revue de chirurgie et gynécologie abdominale*, 1897.

OBSERVATION LVIII

1896. ULESKO STROGANOWA. — *Centralblatt für Gyn.*, 1897, p. 385.

OBSERVATION LIX

1896. PICK. — *Inaug. Dissert.* Breslau, 1897.

OBSERVATION LX

1896. ZONDEK. — *Zeitschrifft für Geb.*, Bd. 37, page 156, 1896.

OBSERVATION LXI

1896. SCHERER. — *Arch. für Gyn.*, Bd. 56, page 372, 1896.

OBSERVATION LXII

1897. FRAENKEL. — *Sammlung klin. Vortr.*, n° 180, 1897.

OBSERVATION LXIII

1897. GEBHARD. — *Zeitschrifft für Gyn.*, Bd. 37, page 480.

Observation LXIV

1898. Ronsse. — *Belgique médicale,* vol. 24, page 737, 1898.

Observation LXV

1897. Marchand. — *Zeitschrifft für Geb.,* Bd. 29, page 173.

Observation LXVI

1897. Marchand. — *Zeitschrifft für Geb.,* Bd. 29, page 173.

Observation LXVII

1898. Rosinelli. — *Annali di ostetricia,* 1898, page 914.

Observation LXVIII

1898. Stankiewicz. — *Centralblatt für Gyn.,* 1898, page 1046.

Observation LXIX

1900. Macaggi. — *Rassegna d'ostetricia.* Napoli, 1900, page 28.

CONCLUSIONS

I. — Le déciduome est une tumeur excessivement maligne dans ses manifestations qui sont surtout au nombre de deux : hémorragies et métastases.

II. — L'origine de ce néoplasme est liée étroitement à la présence d'une grossesse : c'est-à-dire que pour occasionner un déciduome il faut un produit de conception, vrai ou faux : fœtus ou môle.

III. — D'après sa structure histologique le déciduome peut être classé parmi les tumeurs épithéliales.

IV. — Le déciduome envahit le muscle utérin, dissocie les fibres musculaires, pénètre les vaisseaux et détermine des métastases.

V. — Le déciduome exige un diagnostic précoce facilité aujourd'hui par l'examen microscopique.

VI. — Le diagnostic étant posé, il faut recourir au seul traitement de choix : l'hystérectomie.

VII. — Enfin comme la môle hydatiforme est un facteur très important dans l'étiologie du déciduome, il faudra
soigner énergiquement un utérus qui aura contenu un
môle, c'est-à-dire appliquer le traitement de M. Bonnaire,
que nous venons de décrire longuement dans un précé-
dent chapitre.

BIBLIOGRAPHIE

Ouvry. — Étude de la môle hydatiforme. *Thèse*, Paris, 1897.

Hartmann et Toupet. — *Annales de gynécologie*, avril 1895.

Durante. — *Société obst. et gyn. de Paris*, février 1897.

Nové Josserand et Lacroix. — *Annales de gynécologie et obst.*, 1894.

Monod et Macaigne. — *Revue de gynécologie et chir. abd.*, 1897.

Beach. — Du déciduome malin. *Thèse*, Paris, 1895.

Jeannel. — *Congrès de chirurgie de Lyon*, 1894.

Cazin. — Des déciduomes malins. *La gynécologie*, 1896.

Mathias Duval. — *Journal de l'anatomiste*, depuis 1889.

Paviot. — *Annales de gynécologie et obst.*, 1894.

Bellin. — Môle et déciduome. *Thèse*, Paris, 1897.

Menge. — *Zeitschrifft für Gynek.*, 1894.

Appelstedt et Arschoff. — *Archives für Gynek.*, 1896.

Bacon. — *American Journal of obst.*, 1895.

Marchand. — *Monastschrifft für Geb.*, 1895.

— *Zeitschrifft für Geb.*, 1895.

Franqué. — *Monatschrifft für Geb.*, 1896.

Kossmann. — *Monatschrifft für Geb.*, 1895.

Frankel. — *Archives für Gyn.*, 1896.

Freund. — *Monatschrifft für Geb.*, 1896.

Neumann. — *Wiener klinische Woch.*, 1897.

Pestalloza. — *Annali di ostetricia et gyn.*, 1896.

— *Societa di ostetricia et gyn.*, 1895.

Rosinelli. — *Annali di ostetricia et gyn.*, 1898.

Macaggi. — *Rassegna di ostetricia et gyn.*, 1900.

Segall. — Placenta. Môle et déciduome. *Thèse*, Paris, 1897.

CHARTRES. — IMPRIMERIE DURAND, RUE FULBERT.

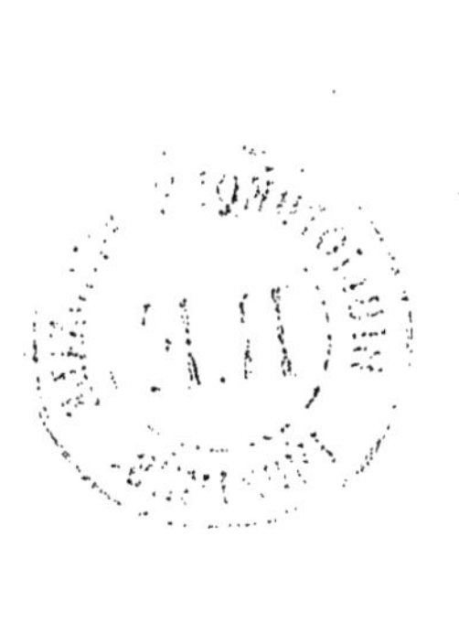